JN095022

日本版
重症患者の栄養療法ガイドライン
の
謎!?

札幌医科大学医学部 集中治療医学

巽　博臣　著

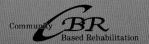

本書は，発行元が真興交易㈱医書出版部から株式会社シービーアールに変更になりました．なお，2021年5月10日（第1版第1刷）発行の『日本版 重症患者の栄養療法ガイドラインの謎⁉』と同一内容です．

発刊によせて

　皆さん，ガイドラインを指示書だと勘違いしていませんか？　一度でもガイドラインを作成してみるとよくわかるのですが，ガイドラインはエビデンスをルールに従って集積して評価し，その結果に基づいて委員会（パネル）が推奨を決めている，いわば「エビデンスご紹介ブック」だと思ってください．一方，実臨床の現場では，個々の患者ごとにさまざまな事情があるはずです．それにもかかわらず無理にガイドライン通りに行動しようとするとおかしなことになり，この本のタイトル通り「謎!?」だらけということになるのです．

　たとえば，脳梗塞後で意識がほぼない，気管切開，人工呼吸器サポート中の患者．胃内への経腸栄養剤投与では逆流・誤嚥の危険があるので栄養チューブは小腸内に留置し，24時間持続投与している．ところが，ようやく見つかった転院先が人手不足を理由に，経腸栄養の投与は1日2回の間欠投与を求めている．どうしましょう???　ガイドラインの推奨に忠実に従うと，経腸栄養ですべてのエネルギー投与ができるのですから静脈栄養は避けるべき，誤嚥の危険があるから栄養チューブは小腸留置を継続，となります．しかし，転院先でもし栄養チューブが抜けてしまったり，入れ替えが必要になった場合に再び小腸留置ができる人がいなければ（普通いませんよね），転院前に栄養チューブの先端を小腸から胃内に戻す，誤嚥しないように経腸栄養の投与量を減らす，エネルギー不足分は静脈栄養で補足する，という作戦がいいのではないでしょうか？　そして，エクストラの案として，誤嚥の危険を減らすために胃内で固形化する経腸栄養剤を選択するのもいいかもしれません．さらに，静脈栄養もTPN（中心静脈栄養）だと管理も大変で感染の危険もあるので，PPN（末梢静脈栄養）として，投与カロリーを稼ぐために脂肪乳剤の投与を多めにする，なんていう助言を転院先にしてもいいと思います．こんなプランニングはガイドラインでCQを探して，そのAnswerに従うだけなら出てこないですよね．また，治療の目的が軽快や治癒ではない場合もあるでしょう．たとえば，もう高齢で意識もない患者の主治医をした時に，本人が延命を望んでいない，家族も安らかな最期を迎えてもらいたいと考えている，しかも血管透過性の亢進がある．こんな患者にガイドライン通りに行動すると，栄養剤の投与を続けて全身の浮腫を招き，顔貌や体型が変化してしまい，まさに「謎!?」だらけになります．ガイドラインをエビデンスご紹介ブックとして参照しながら，いくつかのAnswersを有機的に

関連付けてイメージを構想し，ご自分が最良と思う治療計画を立てる，これがプロフェッショナルの仕事であり，ガイドラインもこういうふうに使ってほしいと思います．

　最後にもう1つ大切なことを書きます．ガイドラインの推奨はエビデンスを統計学的に評価した確率に基づいて推奨されます．治療Aが治療Bより何％生存した人が多かった，こんな感じです．したがって，ガイドラインの推奨の通りに行動するということは，ご自分が担当されている患者の体が何％助かって何％死ぬと考えていることにほかなりません．しかし，生身の生体である患者ご本人にとっては結果が生きるか死ぬか，100かゼロかであって，「何％助かった，何％死にました」ということはありえないのです．だからこそ患者の治療方針は，担当医療者＝「あなた」がご自分の知識（情報），経験，信念（自分ならこうするという得意技を含む）に基づいて，ご自分が最後まで責任を持って患者を診るという覚悟を持って決める，これもプロフェッショナルな医療者の仕事の仕方だと思います．そして，この中の「知識（情報）」の手助けをするのがガイドラインです．たったそれだけなのです．本書はそんなガイドラインの本来の使い方を伝えてくれる素晴らしい企画だと思います．巽先生，ありがとうございます!!!

2021 年 2 月

一般社団法人日本集中治療医学会
日本版 重症患者の栄養管理ガイドライン作成委員会 委員長
神戸大学大学院医学研究科外科系講座 災害・救急医学分野 主任教授/
神戸大学医学部附属病院 救命救急センター長

小谷　穣治

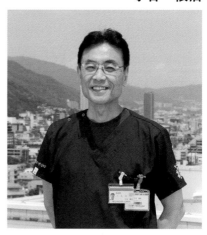

推薦のことば

　「栄養」という言葉を医療に携わるようになって最初に聞いたのは，今でいう研修医の時代に先輩に連れられて集中治療部に行った時でした．外科出身の集中治療部のスタッフが重症患者の管理では栄養が重要で，しかも腸管を使うのが当たり前という言葉に，知らない世界に一歩足を踏み入れたような衝撃を受けたのを覚えています．それまでは，重症患者の治療は各臓器に対するサポートや介入が first line として重要であり，栄養はあくまで second line 以下のものと考えていたからです．その後も今では当たり前のことではありますが，重症熱傷の患者に経腸栄養を積極的に導入したところ，非常に立ち上がりが早く，感染による敗血症への進展する症例が減少するなど肌で感じる効果を経験し，栄養療法の重要性を認識したことを思い出します．

　栄養療法ということばを英語でいうところの nutritional care から nutritional treatment (or therapy) という言葉に大きく転換したことも重要な意味を持っていると思います．皆さんは本書の最初に書かれている「万病に効く薬はないが，栄養は万病に効く」ということば，どのように感じますか．私は奥が深く，われわれ医師を戒める言葉にも感じてしまいます．あまりにも医療者として栄養について知らなさすぎるということをヒシヒシと感じてしまい，これは栄養のガイドラインを読んで勉強しなければという気持ちにさせてくれます．でも，ここでちょっと落ち着いて考えなければなりません．ガイドラインに書かれている栄養療法といっても漠然としているとか，重症患者全般であり個々の病態ではどのような推奨などがあるのだろうか，本当に推奨通りでいいのだろうか，など多くの疑問が湧いてくるのが逆にガイドラインです．

　著者の巽　博臣先生は，当教室の准教授として当集中治療部門の重症患者の管理に日々携わっている臨床家であります．栄養療法を駆使して多くの重症患者の底上げを行ってきたことも見てきましたし，院内の NST ディレクターとして病院全体の栄養療法の普及に努めてきました．これまでにも日本版 重症患者の栄養管理ガイドライン作成委員会の委員として参加し，ガイドラインの酸いも甘いも知り尽くした集中治療医で，当教室を司る身としては非常に頼もしい存在です．本書は，このような日々栄養療法の可能性と限界を感じながら著者がまとめた日常臨床に即したものです．臨床の現場で沸いてくる疑問とガイドラインとの整合性について，何がわかっているのか，何がまだわからないのか，などがわかりやすく書かれており，

栄養のことを知りたいという皆さんに，ガイドラインを読む前に，また，ガイドラインを斜めに読んだ後の知識を固める際の参考にしていただければ，忙しい皆さんの時間を節約できるのではないでしょうか．お薦めです，ぜひ読んでみてください．

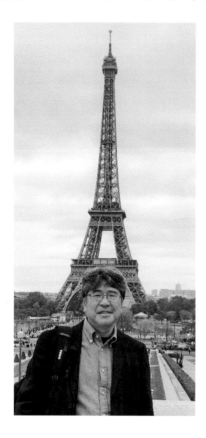

2021 年 1 月

札幌医科大学医学部 集中治療医学 教授

升田　好樹

まえがき

　かつて「栄養管理」と呼ばれていたものが治療の1つとして見直され，わずか数年の間に「栄養療法」と呼ばれるようになりました．特に，救急・集中治療領域の栄養療法は，国内外でのガイドラインの普及とともに，大きな変革期を迎えています．ありがたいことに，この間，自身も日本呼吸療法医学会の「急性呼吸不全による人工呼吸患者の栄養管理ガイドライン」，日本集中治療医学会の「日本版 重症患者の栄養療法ガイドライン」の作成メンバーに入れていただき，重症患者の栄養療法について深く学ぶことができました．また，ICUで重症患者の集中治療に16年携わりつつ，附属病院NSTディレクターを11年させていただきましたが，その中で，ICUで行っている栄養療法の中には，ガイドラインで触れられていないこと，さらには，札幌医科大学附属病院（札幌医大）ICU独自に工夫したり，発展したりしてきたことが多いということにも気づかされました．さらに，ガイドラインはエビデンスの上に成り立っているものですので，エビデンスがなくて曖昧にしか書けないところもたくさんあり，読んで余計にモヤモヤすることも少なくありません．そこで，自分と同じように試行錯誤している医療従事者の方々のお役に立てることはないかと考え，「ガイドラインを読んでモヤモヤした時ゴロゴロしながら眺める本」を目指して本書をまとめました．

　本書は，「日本版 重症患者の栄養療法ガイドライン 総論2016 & 病態別2017 ダイジェスト版〔真興交易㈱医書出版部〕」のうち，「第2章　栄養管理の実際：成人」のクリニカルクエスチョン（CQ）とアンサー（A）の項目順に，ガイドラインに記載されていない内容や，実臨床における問題点などを記載しています．さらに，札幌医大ICUの栄養療法をSupplementとして巻末にまとめました．ガイドラインに記載されていない内容が主体ですので，もちろんエビデンスはほとんどありません．参考にしてやってみても，うまくいかないことがたくさんあると思いますので，気楽に読んでいただければ，と思います．「しょうがない，それなら新しいエビデンスを作ってみよう」と新しい臨床研究のきっかけにしていただいたり，「うちはこうしているよ」とご意見をいただいたり，学会などでディスカッションできれば幸いです．一緒に重症患者の栄養療法を盛り上げていきましょう．

2021年1月

札幌医科大学医学部 集中治療医学 准教授

巽　　博臣

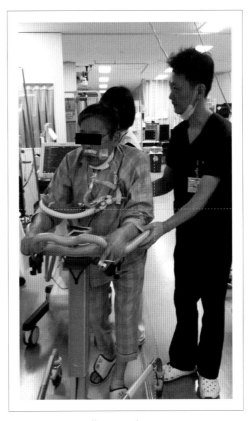

図6　早期リハビリテーション

p.23　表4　経腸栄養でも蛋白必要量を充足させるのは難しい

	NPC/N 150	NPC/N 100	NPC/N 128	NPC/N 131	NPC/N 74
名　称	メイバランス （一般用）	リハサポート （高濃度・高蛋白）	グルセルナREX （糖尿病用）	ハイネイーゲル （胃内半固形化）	ペプタメンAF （重症患者用）
本　数	8本	8本	8本	4袋	5本
熱　量 （kcal）	1,600	1,600	1,600	1,600	1,500
蛋白質 （g）	64	80	67.2	64	95
外　観	※1	※2	※3	※4	※5

＊*ix〜xv* では，文中で強調したい図表をカラーで纏めてあります．

B-2 *p.32*

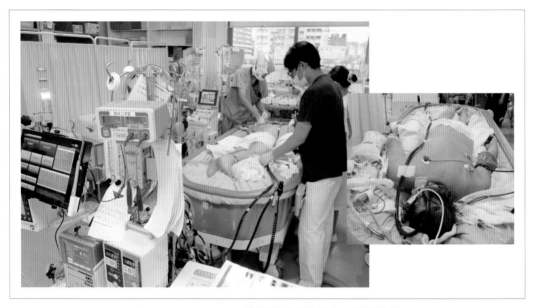

図4　VV-ECMO＋腹臥位呼吸管理中も経腸栄養

B-3 *p.34*

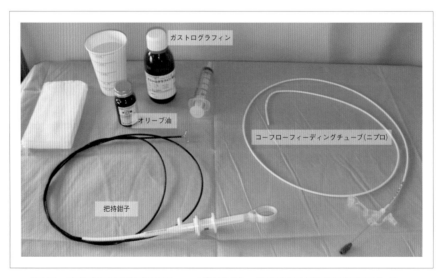

図5　内視鏡下経鼻空腸チューブ挿入法：内視鏡以外で用意するもの.

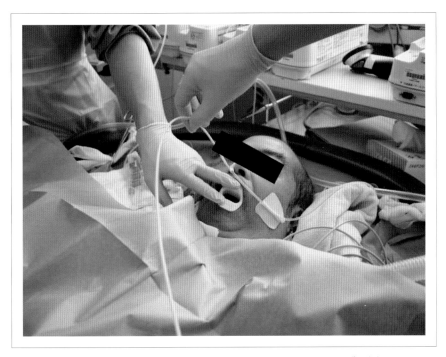

図6　内視鏡下経鼻空腸チューブ挿入法：鼻からチューブを挿入.

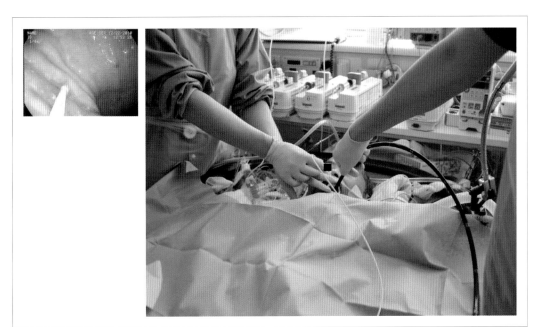

図7　内視鏡下経鼻空腸チューブ挿入法：経口内視鏡を挿入.

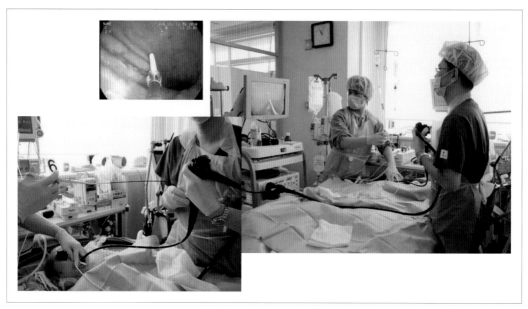

図8　内視鏡下経鼻空腸チューブ挿入法：鉗子でチューブをつかむ.

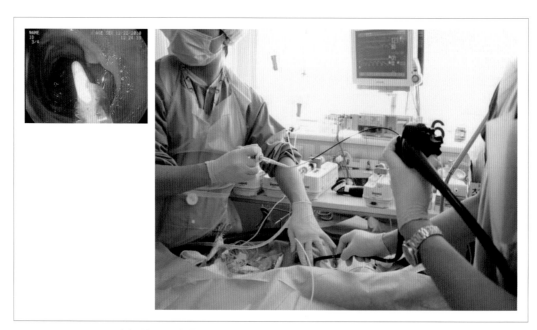

図9　内視鏡下経鼻空腸チューブ挿入法：内視鏡ごと幽門輪を越える.

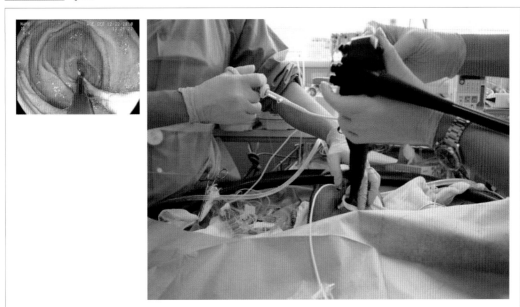

図 10 　内視鏡下経鼻空腸チューブ挿入法：内視鏡を深く進め，鉗子とチューブをさらに進める．

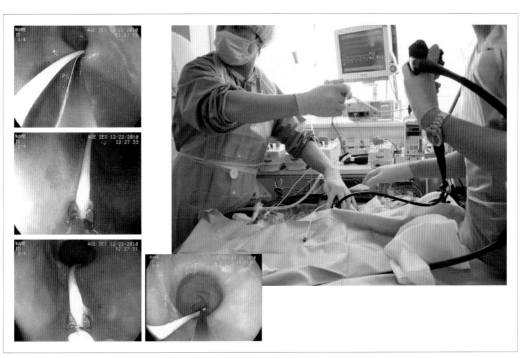

図 11 　内視鏡下経鼻空腸チューブ挿入法：
内視鏡を胃まで戻し，鉗子でチューブをさらに奥へ送り込む．

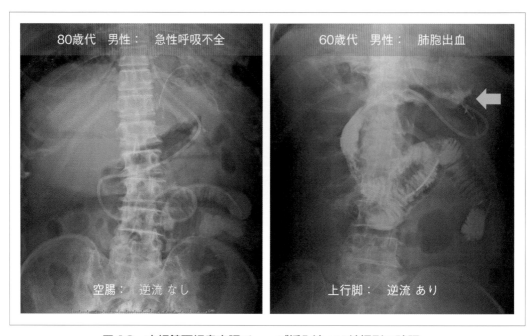

80歳代　男性：　急性呼吸不全

60歳代　男性：　肺胞出血

空腸：　逆流 なし

上行脚：　逆流 あり

図12　内視鏡下経鼻空腸チューブ挿入法：X線撮影で確認.

表4　下痢に有用な（有用かもしれない？）濃厚流動食

名　称	ペプチーノ	ペプタメン AF	ペプタメン スタンダード	ハイネイーゲル	メイフロー	アイソカル サポート
特　徴	ペプチド	ペプチド	ペプチド	低い pH で 半固形化 乳糖なし 乳蛋白なし ペプチド	粘度 UP チューブでも 投与可能 ポンプも可	グアーガム （PHGG）配合 乳糖なし
組　成	脂肪含まない	重症患者用	AF より一般的	一般的 水分多め	蛋白多い 水分少なめ	MCT 多い 水分少なめ
容　量	200 mL	200 mL	200 mL	500 mL	223 mL	200 mL
熱　量 （1 パック）	200 kcal	300 kcal	300 kcal	400 kcal	400 kcal	300 kcal
外　観	※1	※2	※3	※4	※5	※6

I-2 *p.127*

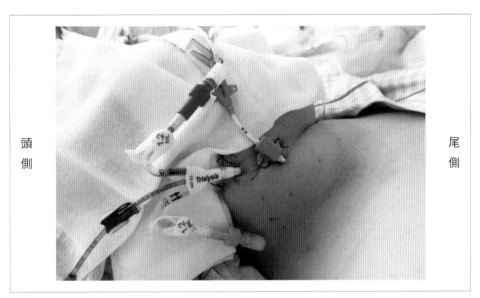

頭側

尾側

図1　"二本差し"

Supplement *p.132*

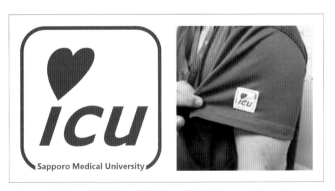

図2　札幌医科大学附属病院 ICU のロゴマーク

目 次

本書の使い方と注意点

- 主に重症患者管理に関わっている ICU や救命センターのスタッフの方，NST など栄養療法に関わっている方を対象として想定しています．職種は問いません．
- ガイドラインをリスペクトし，ガイドラインありきで書いているので，ガイドラインのダイジェスト版の CQ と A は読んでおくことをお勧めします（解説文は後でもよいとして）．気になるところはガイドラインをその都度確認しながら読んでいただくほうが，より理解が深まると思います．
- 一部，ダイジェスト版の内容と重複するところもありますが，本書だけを読んでも楽しめるように，必要な部分を掲載しています．
- 逆に，この本を読んでからダイジェスト版に戻る，という読み方でもいいかもしれません．順番通りに読む必要もありませんので，気になるところから読んでみてもいいです．
- NST など，ICU に直接関連しないことなどをコラムとして書いています．コラムだけ読んでいただくのもありです．
- エビデンスが少ない項目が多いため，札幌医大 ICU における実践や個人的な考えに基づく内容が多くなっています．一施設での施行方法ですので，あくまで参考にとどめてください（そのまま書いてある通りにやってもうまくいくとは限りません）．
- ゴロゴロしながら読めるように，あまり難しい内容にはなっていません．机に向かって真面目に読む，ということはあまり想定していません．細かくパートを分けていますので，空き時間にちょっと読んだりできますし，途中で寝ちゃっても大丈夫です．
- 本書の内容に興味を持ってもう少し知りたいと思ったら，文献を検索したり，本棚の教科書を取り出してみたり，ネットでググったりしたりしてください．

A

栄養療法の開始

A-1　栄養管理の必要性

やるとやらないでは大違い

　「万病に効く薬はないが，栄養は万病に効く」と昔から言われているように，栄養療法はすべての治療の基本です．これはICU[*1]や救命救急センターの患者さんに限らず，一般病棟の患者さんでも同じです．もちろん，栄養だけちゃんとしていれば病気が治るというわけではありません．けれども，どんなに完璧な全身管理をしても，どんなに迅速な救命措置をしても，どんなに華麗な手術をしても，栄養療法をないがしろにしていては治るものも治らず，時間もかかり，

QOL[*2]が損なわれます．"支持療法"と言ってしまえば地味な感じがしますが，栄養療法は創傷治癒や免疫機能にも大きく影響しますし，ICU入室中だけでなく，一般病棟へ退室した後の経過にも大きく関係します．「やるとやらないでは大違い」ということを実感できるようになると，栄養療法は決して地味なものではなく，実は"花形"だということに気づくでしょう．今や栄養療法はリハビリテーションと並んで，あらゆる領域でトピックスになっています．

コラム
1

なぜ，栄養に関心の高い医師は少ない？

　NST[*3]あるあるの1つに，「主治医が何もしてくれなくて，次の週になっても何にも変わってない」ということがあります．看護師さんや理学療法士さん，患者さんは栄養介入に積極的なのに．直接話をしてみても，主治医はあまりNST介入の内容を理解していなかったり，そもそもNST回診記録を見ていなかったり…．栄養に関心の高い医師はどうして少ないのでしょう．でもこれは，考えてみれば不思議なことではないのかも．そもそも，栄養に興味があるので医者になったっていう人がいるでしょうか．いませんね．そういう人は他の仕事を目指すでしょうし，最初から栄養に関心の高い医師がいるとすれば，その先生はかなりレアですね．医師に限らず，管理栄養士以外の医療従事者の多くは，栄養介入で劇的に回復した患者さんに関わった，セミナーや講演で聞いた話に興味を持った，嫌々NSTに巻き込まれたなど，何かのきっかけがあって栄養に興味を持つようになったんだと思います．
　アメリカの医学部では，栄養学の講義にかなりの時間を割いているようですが，本

邦では臨床栄養学の系統講義を行っている大学はかなり少ないようです．国家試験で
も栄養に関する問題はそれほど多くありません．ですから，医師免許を持っていても，
医師の持っている栄養の知識は，各診療科や各疾患で断片的に習ったわずかな知識＋
小中高校の家庭科や理科で習った知識くらいしかないんです．医師になってからも，
自分で勉強したり，TNT[*4]などに参加したりしない限り知識はそれほど得られませ
んし，積極的に栄養に関わらないと実践できるようにはなりません．

　以前，院内の医療従事者を対象に，基礎的な栄養・輸液に関するアンケートを取っ
てみましたが，医師も他職種もちょっと残念な結果でした[1)]．まあ，習ってないもの
はしょうがないですが．その後，セミナーの参加者は少し増えましたが，医師はやっ
ぱり増えませんでしたね．NST や栄養療法に関心を持ってもらうのはなかなか難し
いです．

*1　ICU：Intensive Care Unit の略．集中治療室．

*2　QOL：Quality of Life の略．生活の質．

*3　NST：Nutrition Support Team の略．患者さんの栄養状態・栄養療法をサポートするチーム．

*4　TNT：Total Nutrition Therapy の略．日本静脈経腸栄養学会（現 日本臨床栄養代謝学会）が主
　　催する医師向けのセミナーで，2 日間で臨床栄養の基礎が学べるコース．2019 年度で終了（2020
　　年度は新型コロナウイルス感染症のため開催されず）．

A-2　栄養状態の評価

重症患者の栄養評価は可能？

　重症患者さんの栄養評価，みなさんはどうしていますか．一般的には栄養指標の1つとして，アルブミン値を使いますが，急性期は侵襲に伴う炎症反応や血管透過性の亢進，大量の輸液や輸血，アルブミン製剤の投与など，さまざまな要因が絡んでアルブミン値は当てになりません．総蛋白，ヘモグロビン，総リンパ球数などの指標も同様です．体重も輸液や輸血の影響や，間質への液体貯留や浮腫などでわからなくなります．そもそも，重症化して搬送されてきた場合は，普段の全身状態や検査データもわからないことが少なくありません．NUTRIC score[*5] などを使用している施設もあると思いますが，なかなか良い指標がないのが現状です．

　われわれは，ICU入室時にRTP[*6]（TTR[*7]，RBP[*8]，Tf[*9]）を測定しています．RTPもアルブミンと同じように血管透過性や輸液の影響を受けるため，それだけで栄養状態を推測することはできません．しかし，入室28日後の予後で生存群と死亡群に分けて検討すると，TTRとTfは死亡群で有意に低値でした．重症化に伴うものか，ICU入室前の栄養状態を反映したものかの判断は難しいですが，これらのデータが低い症例は重篤な病態に発展する可能性があるので，適切な栄養療法を特に速やかに開始するようにしています．また，TTRに関しては入院時の値だけでなく，推移も重要（＝上昇が病態改善のサイン）という報告もあり，われわれも週1回測定して推移を追って，病態評価の1つの指標にしています．

---

* *5　NUTRIC score：ICU患者を対象として開発された栄養アセスメントスコア．年齢，APACHE II，SOFA，併存疾患数，入院からICU入室までの期間，IL-6で評価する．
* *6　RTP：rapid turnover protein．半減期が短い蛋白の総称．一般的にTTR，RBP，Tfの3つを指すことが多い．半減期が約3週間のアルブミンに比べて早く代謝されるため，動的な栄養状態の評価とされている．
* *7　TTR：transthyretin．トランスサイレチン．半減期は約2日．少し前まではプレアルブミンと呼ばれていた．
* *8　RBP：retinol binding protein．レチノール結合蛋白．半減期は約半日．
* *9　Tf：transferrin．トランスフェリン．半減期は約7日．

コラム
2

NST の終了時評価

　NST の話です．NST 介入条件は，どこの施設でもある程度決まったものがあると思います．以前，NST が介入するのは栄養状態が悪い患者さんがほとんどで，そこからどうやって良い状態に持っていくか，ということが目標になっていたので，アウトカムとして食事摂取量，栄養投与量，体重，検査データが良くなれば「改善」と比較的簡単に評価できました．しかし，NST 活動が認知され，pre-nutrition（コラム 28「Pre-nutrition」を参照）を推進すると，治療前で栄養状態の良い人にも介入するようになってきます．栄養状態が良い人が，侵襲が大きい治療をしても栄養状態が悪化せず，良い状態をキープした場合，介入前後で比較すると「不変」になってしまいますが，これは「介入効果あり」と評価されるべきですよね．栄養状態が悪い人が悪いままだった時の「不変」とは全然違うわけです．このような場合，介入時期や疾患別，治療法別に評価方法を分けて評価するしかありませんが，それはそれで煩雑です．

　そんな時，「元々栄養状態が良い人も悪い人も，同じ評価基準で NST 介入効果を終了時に正確に評価する方法を作りたい」と，できないと思いつつ，NST のみんなに言いました（飲み会で）．でも，それがきっかけで，RTP の変化率，体重変化率，エネルギー充足率などをスコア化して判定できる，札幌医科大学附属病院 NST（以下，札幌医大 NST）独自の終了時評価基準が生まれました（図 1）[2]．すべての NST 患者さんに使えますし，数値で判定して客観的に評価できるので便利です．酔っぱらった勢いで言った無理難題をちゃんと形にしちゃう札幌医大 NST のチームワーク，すごいでしょ．

① 介入前後のRTP変化率が増加 あるいは 10%以内の減少
② 介入前後の体重変化率が上昇 あるいは 5%以内の減少
③ 介入後の％TEE充足率が80%以上 かつ
　 その充足率が経口 あるいは 経腸から60%以上

該当数	0個	1個	2個	3個
点　数	0点	1点	2点	3点
評　価	増　悪	不　変	やや改善	改　善

すべてのNST介入患者に適用できる指標として策定

図 1　NST 介入終了時の客観的評価

A-3　栄養投与ルート

頭ではわかっていても…

「腸を使えるなら腸を使え」ということは，この本を読んでいる方にとっては当たり前のことですよね．「自分でご飯が食べられなくなって，『静脈栄養と経腸栄養，どっちか選んでいいよ』って言われたら，どっちにする？」と聞くと，学生でも7〜8割は経腸栄養と答えます．「それじゃ，一般の人に『点滴で栄養するのと，鼻から管を入れて栄養するの，どっちがいい？』って聞いたらどっちを選ぶと思う？」と聞くと，全員が点滴と答えますね．医学知識が少しあれば，生理的とか，腸を使うのが大事とか，経腸栄養の重要性はわかります．でも，医者になってしまうと，頭ではわかっていても，「経腸栄養やったことがないのでよくわからない」，「患者さんに胃管を入れて嫌われたくない」，「点滴のほうが簡単」，などの理由からか，経腸栄養を避ける傾向が未だにあります．「鼻から管を入れますね」と言われて喜ぶ患者さんはいないので，経腸栄養開始前には，消化管を使う重要性，静脈栄養のデメリットなどを説明して，よく理解して納得していただくという手順は必要なはずです．重症患者さんの場合は家族への説明・同意で始まってしまうことも多いので，気づいた時には胃管が入っていることが多く，"有無を言わさず"というところもあ

りますが．

ガイドラインで経腸栄養の重要性が広く認識されるようになると，何の説明もなく絶食・中心静脈栄養管理を始められ，bacterial translocation（**図2**）やカテーテル感染から敗血症性ショックを発症し，命に関わるような病態になったら，訴訟を起こされてもおかしくないような気がします．経腸栄養と静脈栄養の比較，摂取できる栄養成分の違いを，**表1，表2，図3**[3]に提示します．ICUから一般病棟に，経腸栄養の重要性の認識が広がって行くことに期待します．

でも，難しいことは抜きにして，草食だろうが肉食だろうが，口から食べないで生きている動物って基本的にはいませんよね？　病気になって栄養の点滴をされているペットはいますが，多くは一時的です．そう考えると，人間も動物なので，消化管を使って栄養を摂るのは当たり前のことです．消化管を使えなくなった時にどうするか，ということで開発されたTPN[*10]は確かに画期的で，TPNのおかげで命をつなげるようになった患者さんにとっては大変重要なものです．ただ，そうではない（＝消化管を使える）患者さんに静脈栄養をファーストチョイスにするのは，やっぱりなんか間違っているような気がしませんか？

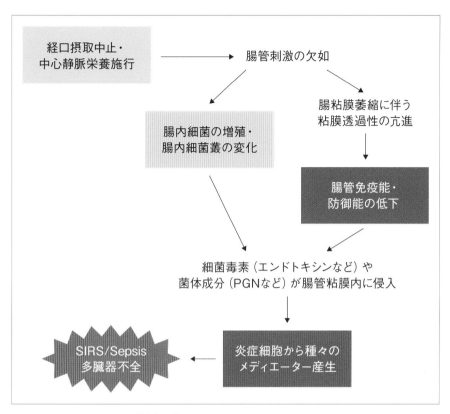

図2　Bacterial translocation

表1　経腸栄養と静脈栄養の比較

比較項目	経腸栄養	静脈栄養
三大栄養素の比率	食事に近いバランスを維持できる	糖質：多い アミノ酸・脂質：少ない
製剤の種類	病態にあわせてたくさん	少ない
投与エネルギー	すべて吸収されるとは限らない	すべて血管内に入る
overfeeding/高血糖	静脈栄養より生じにくい	生じやすい
bacterial translocation	少ない	多い
臨床症状の改善	早い	遅い
合併症（特に感染症）	少ない	多い
嘔吐・誤嚥・下痢	注意が必要	あまり関係ない

＊10　TPN：total parenteral nutrition．中心静脈栄養．高カロリー輸液とほぼ同義（コラム12「IVHは死語?」を参照）．

表 2　摂取できる栄養成分の違い

栄養素	経腸栄養	静脈栄養
糖質 （炭水化物）	○	ほとんどグルコース （一部，キシリトール，フルクトース）
窒素源 （蛋白質など）	○ （蛋白質，ペプチド，アミノ酸）	アミノ酸のみ
脂質	○	大豆油のみ
ビタミン	○	○
ミネラル	○	○ （Mo，Cr など一部を除く）
食物繊維	○	×
総合評価	食事とほぼ同等	食事にはほど遠い

Mo：モリブデン，Cr：クロム．

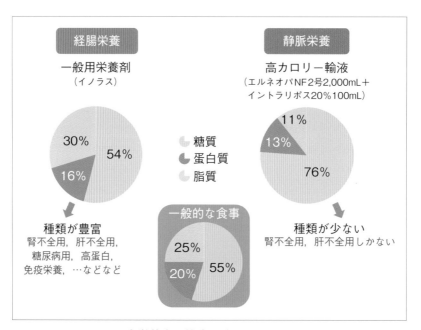

図 3　三大栄養素の比率の違い（文献 3 より引用）

コラム
3

表情と肌ツヤ

　栄養療法をすると，何がよくなるでしょう？　検査データはちょっと結果が出るのが遅い，意外と早いのは創傷治癒，評価が難しいのは免疫機能，それに伴って合併症発生率，患者さんが実感できるものとしては経口摂取量，病院としては在院日数・コストなど，いろいろありますね．ある日のNST回診中に，新しく専任になったイケメンF看護師が，「点滴で栄養している人はなんか暗い顔してる人多いですけど，経腸栄養の人はみんないい表情してますよね」と目をキラキラさせて言っていました．そうそう，経腸栄養管理の患者さんは表情がいいんです．鼻から管が入ってるのに，ニコニコ．検査データではわからないような体調の良さを感じているんじゃないかと思います．静脈栄養だけで管理されている患者さんがなんとなく元気なさそうなのは，なかなか本調子には戻らないからかもしれません．

　ある程度の量の経腸栄養が投与されていたり，静脈栄養でもイントラリポスがちゃんと投与されている患者さんは，顔や手がツヤツヤしているような気がしませんか？数字に出ない効果は患者さんのそばまで行かないと気づかないことが多いので，これを実感できるのがNST回診の楽しみの1つですね．表情と肌ツヤ，学会発表のデータにするのは難しいですが．

A-4　エネルギー消費量とエネルギー投与量

エネルギー投与量はいつ増やす？

　侵襲期は異化が亢進するため，ガイドラインでは，初期の1週間は栄養を控えることが推奨されています（**図4，図5**）．1週間としているのは，overfeedingを避けるためにということもあると思いますが，実際に患者さんを診ていると，もう少し早く栄養を増やしてもいいのかなと感じることが少なくありません．もちろん中には，もう少し控えめのほうがいいかなという時もあります．疾患や病態，重症度，治療への反応性や回復度合いには個人差がありますし，元々の栄養状態や併存疾患の有無によっても大きく変わってくると思います．間接熱量計がすべての重症患者さんに毎日使えるようになれば，異化亢進が落ち着いて同化にシフトするタイミングがつかめるようになるかもしれませんが，このポイントは一般的な検査データだけではなかなか判断できません．循環動態や呼吸状態，水分バランスなどと合わせて総合的に判断し，1週間を待たずに栄養投与量を強化する判断ができるような特殊能力を持っていればいいのですが，せめて判定基準のようなものができればいいですね．

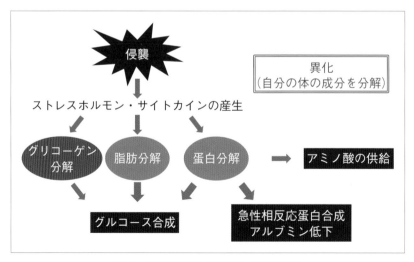

図4　侵襲時の生体反応：異化亢進

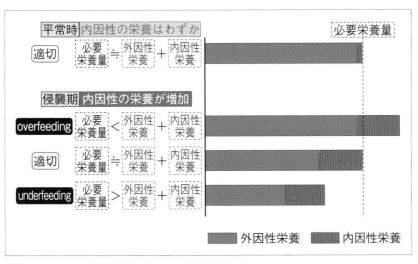

図5　侵襲時の overfeeding と underfeeding

コラム
4

急性期こそ Harris-Benedict の式 !?

　急性期の1週間は，目標栄養量よりも控えめにしますが，8割程度とも言われています．一般患者さんの場合は，Harris-Benedict の式（H-B 式）で計算した基礎代謝量に活動係数（AF[*11]）とストレス係数（SF[*12]）をかけて必要栄養量を算出することがあります．ですので，急性期の1週間の投与量は，H-B 式×AF×SF×0.8 となります．たとえば，AF を 1.1，SF を 1.2 とし，その8割とすると，投与量は H-B 式×1.1×1.2×0.8 ＝ H-B 式×1.056 ≒ 1 となります．つまり，「急性期の1週間の栄養投与量は H-B 式の基礎代謝量（係数なし）とほぼ同じ」です．また，急性期の重症患者では，間接熱量計の測定値が H-B 式の基礎代謝量に近かったという報告もあります[4]．そのため，係数をかけない H-B 式で得られた数値を，そのまま急性期の1週間の栄養投与量の目安にするというのは妥当かもしれません，これなら，年齢・性別・身長・体重がわかれば自動計算で決まるので，楽ちんです．

＊11　AF：active factor.　活動係数.
＊12　SF：stress factor.　ストレス係数.

A-5　蛋白投与量

蛋白投与量を増やすのはなぜ？ 筋萎縮とリハビリテーション

　蛋白量を増やす目的はさまざまです．まず，四肢・体幹などの骨格筋の維持，サルコペニアの予防があります．長期臥床で使われない筋肉は萎縮します．また，侵襲に伴う異化亢進により筋蛋白が分解されることも考慮する必要があります．もちろん，摂取する蛋白量を増やせば異化が抑えられるということではありませんが，不足することが骨格筋の維持にマイナスになることは容易に想像できます．最近は，ICU入室直後からのリハビリテーションが注目され，早期リハビリテーション加算も算定できるようになりましたが，有効なリハビリテーションを行うためにも蛋白質は十分に摂取する必要があります．重症患者にとっては重症病態を脱すること（＝生命予後）が最初の目標ですが，回復後に元の生活に戻れる，社会復帰できるなど，機能的な予後を高めることも重要ですので，そのためのリハビリテーション，それを支える栄養療法は重要です（**図6**）．

　また，人工呼吸期間が長期化すると呼吸筋の萎縮が問題になります．近年は，自発呼吸を残した呼吸器設定で管理することが多く，以前に比べると人工呼吸器からの離脱は早まっていると思いますが，呼吸筋の萎縮の予防のためにも十分な蛋白摂取量が求められます．もちろん，積極的な呼吸リハビリテーションも重要です．

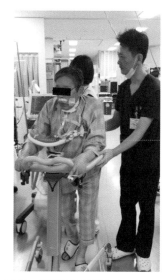

図6　早期リハビリテーション
あごマスクになっているのは見逃してください．

J-SSCG2020の推奨蛋白量の謎!?

　ところで，ここで1つ問題があります．2020年に発表された「日本版 敗血症診療ガイドライン2020（J-SSCG2020）[5]」のCQ12-6「敗血症患者に対する急性期の

至適タンパク質投与量はいくらか？」という項目があります．その Answer は「敗血症患者に対して急性期に 1g/kg/day 未満のタンパク質（ペプチド，アミノ酸）を投与することを弱く推奨する」となっています．…ん？　今までの話と違う？と思いませんか？　これに関してはスルーしようかと思いましたが，あまりにも違うので，考えてみましょう．どう解釈したらいいか，ちょっと難しいんですが，今回の J-SSCG2020 の推奨は，A か B かどちらかに少しでも寄っていれば，その差がわずかでも「弱く推奨する」という記載にすることになっているようです．各 CQ のアウトカムごとに重要性で重み付けをして，その合計で総合的な推奨を付けているんですが，蛋白量 1g/kg/day 未満と 1g/kg/day 以上で比較すると，ほんのわずかだけ 1g/kg/day 未満のほうに寄っていた，ということでこの推奨になったようです．確かに，"GRADE

2D：エビデンスの確実性＝「非常に低」"となっていますね．他の栄養ガイドラインでは，蛋白投与量を増やすことが推奨されていますので，今回の J-SSCG2020 の推奨と合わせた解釈としては，「初期（3〜4 日目まで）は 1g/kg/day に満たなくてもよい，それ以降は蛋白投与量を増量（1.2 g/kg/day 以上）したほうがよい」という感じになるでしょうか．経腸栄養をすぐに十分量投与するのは難しいので，実際には初期は蛋白投与量も少なめになりますよね．ということで，今まで通り「最終的には蛋白を多めに」というスタンスで，徐々に経腸栄養を増量（D-3「経腸栄養投与量の増量の方法」の項を参照）していけばいいのではないかと思います．

　急性期の蛋白投与量については次々に新しい論文が出ており，エビデンスが変わっていく可能性がありますので，今後も注目していきたいところです．

蛋白投与量を増やすのはなぜ？ 蛋白質/アミノ酸の喪失

　さらに，広範囲熱傷などでは創部からの浸出液によってアルブミンなどの蛋白質が大量に喪失されるため，蛋白質の投与量を増やすことが推奨されています．同様に，何らかの理由で胸水や腹水を持続的にドレナージしている場合，腹部手術の合併症などでドレーンから洗浄を続けている場合なども蛋白質は喪失されると考えられます（腹膜透析と同じ）．

また，CRRT[*13]では蛋白質はそれほど抜けませんが，アミノ酸は大量に喪失します．TPN 製剤を試験液として閉鎖回路で CHF[*14]を施行し，アミノ酸濃度の推移を検討したところ，アミノ酸濃度は保険適応量の浄化量（600 mL/hr）でも経時的に低下し，浄化量を増やした場合（2,000 mL/hr）には約 2 時間でほぼ 0 になりました（**図 7**）[6]．閉鎖回路を用いた

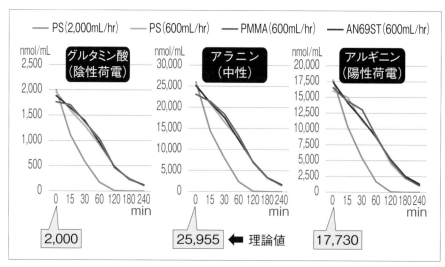

図7　CRRTによるアミノ酸濃度変化（試験液）（文献6より引用）

PS：polysulfone．血液浄化療法（CRRT）の膜素材の1つ．慢性腎臓病に対する血液透析の膜としても最も用いられている．PMMA：polymethyl methacrylate．血液浄化療法（CRRT）の膜素材の1つ．サイトカイン除去効率が良いといわれる．AN69ST：acrylo-nitrile-co-methallyl sulfonate surface-treated．血液浄化療法（CRRT）の膜素材の1つ．サイトカインを吸着するため，主に敗血症で用いられる．

水実験の結果ではありますが，CHFではかなりの量のアミノ酸が喪失されるため，CHF施行中は相当量のアミノ酸や蛋白質を補充する必要があります．

＊13　CRRT：continuous renal replacement therapy．持続的腎代替療法．

＊14　CHF：continuous hemofiltration．持続的血液濾過．CRRTの1つのモード．CRRTのモードは，物質除去の方法によって，拡散が主体のCHD（continuous hemodialysis；持続的血液透析），濾過が主体のCHF，拡散と濾過を組み合わせるCHDF（continuous hemodiafiltration；持続的血液濾過透析）に分類される．これらの総称として，広い意味でCHDFと呼ぶこともあるため，CHDFとCRRTはほぼ同義．

コラム
5

ICUスタッフは栄養に関心が高い？

　これは施設ごとに差があると思いますが，一般的にICUのスタッフは栄養に対する意識は高いと感じます．1つは「日本版 重症患者の栄養療法ガイドライン」の普及によるものでしょう．ICUでは他の治療と同様に栄養療法も重要視されることが多いで

す．その傾向は，患者さんをそれぞれの主治医が診ている open ICU より，ICU 専従医が診ている closed ICU のほうが強いと思います．それに対して，一般病棟はそれぞれの疾患に対する検査や治療が優先される傾向があります．検査や治療のために数日間絶食にしても，静脈栄養は追加されず，補液はプロトコールやクリニカルパス通りの維持液のみ，ということは少なくありません．これでは，いくら早期に NST が介入しても意味がなくなりますよね．ICU で経腸栄養を順調に投与していたのに，病棟へ移った途端，経腸栄養が中止されていたりすることもありました．患者さんのため，また，栄養療法の有用性を高めるためにも，ICU や救命センターなど急性期病棟での栄養療法のノウハウを，一般病棟のスタッフに積極的に広めていただきたいと思います．せっかくのノウハウが，手持ちぶさたにならないように．

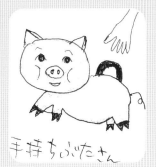

手持ちぶたさん

蛋白必要量は充足できる？　静脈栄養

　急性期の栄養ガイドラインには，「蛋白質の必要量は 1.2〜2.0 g/kg/day」と書いてあることが多いです（**表3**）．健常者は 1.0〜1.2 g/kg/day なので，いかにこの目標が高いか，ということははっきりしていますね．体重 60 kg であれば 72〜120 g に相当しますが，かなりの量です．しかも，「エネルギー量を控えて」という条件付きなので，これはかなり無理な話です．

　それでは，通常量の TPN を投与した場合，どのくらいの蛋白質（静脈栄養なのでアミノ酸ですね）が投与されているか，ご存じですか？　たとえば，エルネオパ®NF 2号を2パック（1,640 kcal/2,000 mL）投与した場合，アミノ酸は 60 g（240 kcal）しか投与されません．つまり，「重症患者に通常量の TPN 製剤を投与しただけではアミノ酸量は全然足りない」ということです（**図8**）．アミノ酸製剤を追加すれば推奨量まで増やすことはできますが，エネルギー量が増えてしまいますし，あまりたくさん入れると尿素窒素（BUN）も上昇してしまいます．急性期の重症患者に対する静脈栄養中心の栄養管理は難しいです．

表3　重症患者の蛋白必要量

ガイドライン	蛋白必要量
JSICM（2016）	1.2〜2.0 g/kg/day
ASPEN/SCCM（2016）	1.2〜2.0 g/kg/day
ESPEN（2018）	1.3 g/kg/day

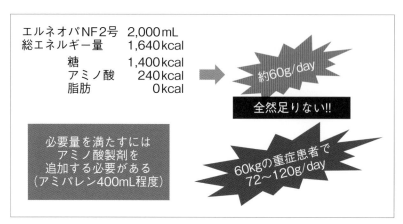

図8　高カロリー輸液でどのくらい蛋白が投与できるか？

蛋白必要量は充足できる？　経腸栄養

　経腸栄養の場合はどうでしょうか．目標エネルギー量を 25 kcal/kg/day（体重60 kgで1,500 kcal）から1,500～1,600 kcalに設定して経腸栄養を投与した時，蛋白必要量を満たせる経腸栄養剤はそれほど多くありません（**表4**）．NPC/N 比[*15] が100 の経腸栄養剤（リハサポート® など）で蛋白量は80 gになりますので，重症患者では NPC/N 比が 100 以下の高蛋白含有経腸栄養剤を積極的に選択したほうがよいかもしれません．われわれは，敗血症や ARDS[*16]，重症急性膵炎など，高度の炎症反応を伴うような疾患・病態ではペプタメン®AFを使用しています．さらに，蛋白の比率の高い栄養剤としてペプタメン® インテンスもありますが，使用期間は超急性期の数日間と考えられるため，札幌医科大学附属病院（以下，札幌医大病院）では採用していません．蛋白の摂取量を増やすためには，プロテインパウダーを追加するというウラ技もあります．蛋白摂取量を強化する時は，BUNの上昇に注意しましょう．

＊15　NPC/N 比：non-protein calorie（非蛋白熱量）と nitrogen（窒素）の比.

＊16　ARDS：acute respiratory distress syndrome，急性呼吸窮迫症候群.

表4 経腸栄養でも蛋白必要量を充足させるのは難しい

名　称	メイバランス （一般用） NPC/N 150	リハサポート （高濃度・高蛋白） NPC/N 100	グルセルナREX （糖尿病用） NPC/N 128	ハイネイーゲル （胃内半固形化） NPC/N 131	ペプタメンAF （重症患者用） NPC/N 74
本　数	8本	8本	8本	4袋	5本
熱　量 （kcal）	1,600	1,600	1,600	1,600	1,500
蛋白質 （g）	64	80	67.2	64	95
外　観	※1	※2	※3	※4	※5

※1：明治メイバランス®1.0 https://www.meiji.co.jp/meiji-nutrition-info/products/liquiddiet/meibalance_1.0/ ※2：明治メイバランス® リハサポート® Mini https://www.meiji.co.jp/meiji-nutrition-info/products/condition/rihasupport_mini/ ※3：グルセルナ®-REX http://products.abbott.co.jp/general/nourishment/glucerna/ ※4：ハイネイーゲル® https://www.otsukakj.jp/healthcare/medicalfoods/hineegel/ ※5：ペプタメン®AF https://www.nestlehealthscience.jp/brands/peptamen/peptamen-af より．（参照 2020-08-25）（表中の商品名の®省略）

コラム 6

BUN は正常範囲内をキープ？

「蛋白摂取量を強化（負荷）する時は，BUN の上昇に注意しましょう」と自分で書いといてなんですが，BUN は正常範囲内をキープする必要があるのでしょうか．BUN は蛋白負荷だけでなく，消化管出血，脱水，腎機能障害，筋蛋白崩壊など，さまざまな理由で上昇しますし，BUN 高値は血清浸透圧の上昇にも関連します．以前，学会で蛋白負荷と BUN についてディスカッションした時，蛋白負荷を考慮して投与量を設定する場合，BUN が正常値を維持するような蛋白投与量では，なかなか負荷にならないという話が出ました．病態などにもよりますが，軽度の BUN 上昇だけですぐに大きな問題が生じることはそれほど多くないので，40〜50 mg/dL は許容すると言っている先生が多かったような気がします．クレアチニンが上昇しておらず，蛋白負荷以外に BUN が上昇するような原因が明らかでない場合は，蛋白負荷によるある程度の BUN 上昇は許容でき，正常範囲内に維持する必要はなさそうです．

蛋白必要量は充足できぬ？

このような理由から，札幌医大ICUでは，静脈栄養よりも経腸栄養中心の栄養管理とし，経腸栄養では高蛋白含有の経腸栄養剤を積極的に選択する，静脈栄養ではアミノ酸製剤を多めに投与するということを考慮して栄養管理を行っています．その状況で，実際にどのくらい蛋白量が投与されているか，ICU入室7日目の蛋白投与量を調べてみました．その結果，中央値は0.9 g/kg/dayで，推奨量からはほど遠い結果でした．特に，静脈栄養中心で栄養管理を行っていた症例（経腸栄養の比率が30％未満）では蛋白投与量は0.7 g/kg/dayとさらに低くなっていました．逆に，経腸栄養の比率が上がるほど，蛋白投与量は増加する傾向がみられ，1.5 g/kg/day以上投与できた症例もありました．この点でも，重症患者に対しては積極的な経腸栄養管理を選択し，できるだけ高蛋白含有の経腸栄養剤を用いたほうがよいと考えられます．

コラム
7

しかたない…

北海道にはエゾシカがたくさんいます．鹿肉はフランス料理などではジビエとして珍重されていますが，北海道にいるとフランス料理でなくても時々鹿肉料理を食べる機会があります．札幌医大近くのミルチ*17というカレー屋さんでは，冬期限定のエゾシカとキノコのカレーが食べられます（絶品）．鹿肉は高蛋白なので，蛋白摂取量を増やすにはもってこいの食材ですが，ジビエだけに，処理の仕方によっておいしさが全然違ってくるみたいですね．高級食材になるので，北海道の地域活性化の1つとして，もっと活用できればと思います．

エゾシカは食材としてはいいですが，急に飛び出してくるので，車を運転する時には要注意です．っていうか，かなり危険‼ 札幌からオホーツクの紋別に向かう時に通る国道273号線に「巽橋」という橋があるんですが，その少し手前を走っている時，道路の左側にエゾシカを見つけてブレーキを踏んだら，右側からぞろぞろ3頭が道路を渡ってきて，いちばん後ろのシカに軽く接触しました．シカも普通に走って行きましたし，車も大丈夫だったので，不幸中の幸いでした．でも，心はかなり痛かった．シカさん，ごめんなさい．野生動物がたくさんいるところを通っている道路ですし，しかも，日が落ちてエゾシカの活動が増える時間帯だったので，しかたないところもありますが…．本州のシカと違ってエゾシカはかなり大きいので，スピードを出して

ぶつかると車は廃車になると言われます．北海道をレンタカーでドライブする時は十分気をつけてください．僕もよく野生動物と接触するので，安全運転に心がけます．鹿肉を食べるのも少し控えます．

*17　ミルチ：インドカレー　ミルチ（Mirch）．1982年創業の札幌の老舗カレー店．札幌で人気のスープカレーではなく，仕込みに水を一切使わないのが特徴．

蛋白投与量を増やすために経腸栄養のほうがよい，もう1つの理由は？

　蛋白投与量を充足するためには経腸栄養のほうがよい，できれば高蛋白含有の経腸栄養剤を使おう，ということは説明しました．もう1つ，経腸栄養のほうがよい理由があります．それはCRRTを施行している場合，アミノ酸が除去されにくいのはどっちか，ということです（**図9**）．経腸栄養で投与された蛋白質は分解されてペプチドかアミノ酸になって，小腸粘膜から吸収されます．吸収された

ペプチドやアミノ酸は腸間膜静脈から門脈に入り，まず肝に到達します．肝で代謝され，蛋白合成に利用（＝同化）されて，残ったものが全身循環に回ります．一方，静脈栄養で投与されたアミノ酸は最初に全身循環に入り，そのうち約1/4が肝に流れ，残りは再び全身循環に戻ります[7]．したがって，同じ蛋白量（窒素量）が投与された場合，アミノ酸が利用されずに全身循環に存在する時間の長い

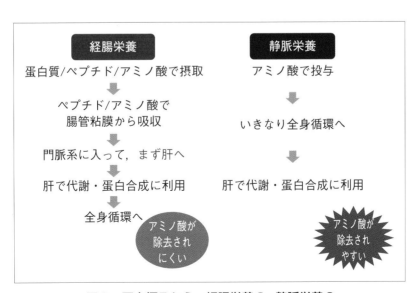

図9　蛋白摂るなら，経腸栄養？　静脈栄養？

静脈栄養ではCRRTで除去されやすく，最初に肝を通り，代謝された残りが全身循環に到達する経腸栄養ではCRRTで除去されにくいと考えられます．この点でも，静脈栄養よりも経腸栄養を選択したほうがよさそうですね．

コラム8

早期栄養介入管理加算

　2020年4月から，一定の条件の下，集中治療領域の早期栄養介入管理加算が算定できるようになりました．1日400点，けっこう大きいですね．管理栄養士さんの専任が条件の1つになっていますので，これまでの医師・看護師・薬剤師・臨床工学技士・理学療法士に管理栄養士さんが加わって，栄養投与量や蛋白投与量，栄養剤の選択などについても，多職種でディスカッションできるようになります．ICUにおけるチーム医療が，さらに一段レベルアップすることが期待されますね．『日本版 重症患者の栄養療法ガイドライン』に準じた栄養管理をすることも条件に入っているので，ダイジェスト版の売り上げが急上昇するかもしれません．その流れに乗っかれば，この本も売れるかなと思って書いています．まさに便乗商法です．

　ご存じの方もいらっしゃるかもしれませんが，札幌医大病院は非常に管理栄養士が少なく，ICUの専任管理栄養士になってもらえていないので，今のところ，加算算定は難しい状況なんです．他の条件はクリアできると思うのですが．数年後にICUの病床が増える予定なので，その時がきたら専任になっていただこうと思っています．自分のところでやっていないのに加算取得を勧めるのは，あまり説得力がありませんね．

文　献

1) 巽　博臣, 信岡隆幸, 川崎喜恵子, 他：病院スタッフの臨床栄養についての理解度に関する検討. 静脈経腸栄養 2013：28；1119-23
2) 望月真希, 巽　博臣, 原田敬介, 他：全NST介入患者に対応可能な終了時評価法の策定. 日静脈経腸栄会誌 2018：33；1164-8
3) 巽　博臣, 今泉　等, 升田好樹, 他：経腸栄養はどのように行えばよいですか？　呼吸ケア 2011：9；221-8
4) Pirat A, Tucker AM, Taylor KA, et al：Comparison of measured versus predicted energy requirements in critically ill cancer patients. Respir Care 2009：54；487-94
5) 日本版 敗血症診療ガイドライン2020 特別委員会：日本版 敗血症診療ガイドライン2020. 日集中医誌 2021；28（Suppl）；S1-S411
6) Tatsumi H, Chihara S, Kazuma S, et al：Evaluation of the ability of CRRT to remove amino acids according to differences in the hemofilter and filtration volume. Biomed J Sci Tech Res 2021：34；26695-8
7) 中村智之, 西田　修：急性血液浄化中の栄養療法. 日静脈経腸栄会誌 2016；31：821-6

B

経腸栄養

B-1　経腸栄養の開始時期

経腸栄養の開始は早ければ早いほどよい？

　侵襲後は消化管蠕動が低下するため、開始が遅れるほど経腸栄養管理は難しくなり、さまざまな消化器合併症が生じやすいと考えられます（**図1**）[1]。つまり、「蠕動麻痺が生じる前に、"腸管を休ませずに"経腸栄養を開始しよう」ということです。開始が遅ければ遅いほど消化管機能の回復には時間がかかりますが、いわゆる早期経腸栄養といわれている24〜48時間以内に開始することで消化管機能は早く回復する、あるいは機能を維持できると考えられます。そのため、遅く開始するよりも早く開始したほうが消化器症状は出にくいと考えられます。消化管機能を維持できていれば、経口摂取を開始した場合にも食欲も出るでしょ

うし、消化・吸収も健常時に近い状態を保てると思います。したがって、重症患者でもそうでなくても、経腸栄養はできるだけ早期に開始し、継続することが消化器合併症を少なくし、経腸栄養管理を成功させる秘訣といえるでしょう。増量の仕方はD-3「経腸栄養投与量の増量の方法」で詳しく述べますが、経腸栄養は「早く始めて、ゆっくり増やす」が鉄則です。24〜48時間、消化管も人間と一緒で、土日の休みくらいなら月曜からまた頑張れるけど、あんまり長く休むと動きたくなくなるっていうことなんじゃないかと思っています。そう考えると、「早期＝24〜48時間以内」というのは極めて妥当かもしれません。

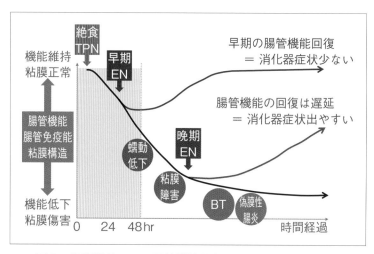

図1　経腸栄養による腸管機能維持（文献1より引用改変）

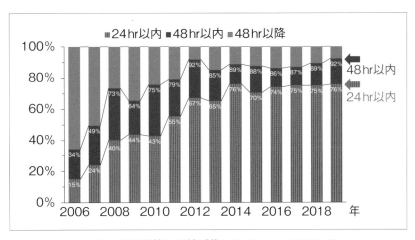

図2　経腸栄養の開始時期（文献2より引用改変）

札幌医大ICUでも，以前は「重症なので経腸栄養は少し待つか」というように，明確な理由なく経腸栄養を遅らせていました．その後はどんどん開始時期が早くなり，2019年では75.7％が24時間以内に，92.2％が48時間以内に経腸栄養を開始しています（経腸栄養不適応の症例を除く，ICU在室5日以上の症例）（図2）[2]．

コラム 9

栄養剤を経口で飲んでもらうために

　経腸栄養は早いほどよい，それなら治療が始まる前や重症化する前に飲んでおけばいい，というのが究極の栄養療法かもしれません（コラム28「Pre-nutrition」を参照）．それに関して，栄養剤を出してもなかなか飲んでもらえないけど，どうしたらいいかっていう話です．小さい子なのでイチゴ味がいいかなぁと思って出したら，「コーヒー味がいい‼」って言われたり，コーヒー好きのおじさんにコーヒー味を出したら，「こんなのコーヒーじゃねぇ‼」って怒られたり…．最近は，甘さ控えめになってきて，飲みやすいものも増えていますが，それでも飲む人は飲む，飲まない人は飲まない．全然飲む気がない非協力的な患者さんは別として，飲もうと思ってる患者さんには3食違う栄養剤を提供したり，いろいろ考えますよね．僕に栄養の重要性を気づかせてくれた先生方に教えていただいたのは，「術後とか化学療法後に飲んでもらうとしたら，治療が始まる前に患者さんに何種類か持って行って，試してもらって，どれか1種類選んでもらうのがいいよ」という方法です．「そうしたら，自分で選んだので，しょうがなく飲む」って．この方法はけっこううまくいくので，お勧めです．

B-2　不安定な循環動態

カテコラミンはどこまで許容する？

　「高用量のカテコラミンを必要とするような病態では経腸栄養を保留する」と言われても，「高用量って？」となってしまいますよね．「施設ごとに基準を決めて」と言われても，何を基準にしていいのやら…．もちろん，カテコラミン投与中は経腸栄養ダメ，というわけでもありません．われわれはカテコラミンインデックス（CAI[*1]）を目安としています（**図3**）[3]．CAIが10未満の場合は非閉塞性腸間膜虚血症（NOMI[*2]）を発症するリスクは低いと考え，通常通り経腸栄養を開始します．また，カテコラミンを徐々に減量できる状況になった場合にも経腸栄養を開始しています．CAIが10以上の場合はNOMI発症のリスクがあると判断しますが，経腸栄養は保留または慎重投与とし，投与しない場合は5％糖液250 mLを10時間（25 mL/hr）で1日2回投与します．この糖液を"流す"目的は消化管内容の停滞を防止するためで，5％糖液は等張液なので，流しても問題が起こることはないと考えています（実際，何も起きません）．また，循環動態が落ち着かず，カテコラミン投与量が徐々に増えている状況でも経腸栄養は投与しません．なお，CAIにはバソプレシンの投与量が含まれませんが，これも施設ごとに基準を決めてください．

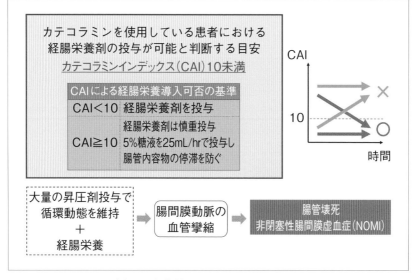

図3　循環の安定性の評価（文献3より引用改変）

*1 CAI＝ドパミン（γ）＋ドブタミン（γ）＋［アドレナリン（γ）＋ノルアドレナリン（γ）］×100（$\gamma＝\mu$g/kg/min）．

*2 NOMI：non-occlusive mesenteric ischemia．

PMX-DHP 施行時はどうする？

　敗血症性ショックの時には，ショックからの離脱を目的にエンドトキシン吸着療法（PMX-DHP[3]）を施行することがあります．当然，カテコラミンはかなりの量を投与していますが，この場合はどうしたらよいでしょうか．われわれは，PMX-DHP を開始して循環動態が落ち着いてきて，カテコラミンを減量できるようになってきたら経腸栄養を開始してもよいのではないかと考えています．

　ただ，無理をする必要はありません．PMX-DHP で血圧が上昇する場合は，数時間で効果がみられることが多いので，PMX-DHP 終了後や翌日になってからの経腸栄養開始でもよいと思います．炎症性サイトカインの除去が期待できるヘモフィルター（PMMA[4]膜，AN69ST[5]膜）を用いた CRRT も敗血症性ショックに対して施行されますが，この場合も同じように考えています．

*3 PMX-DHP：direct hemoperfusion with polymyxin B immobilized fiber．グラム陰性菌の細胞壁の構成成分であるエンドトキシンは，敗血症性ショック（エンドトキシンショック）の原因となる．エンドトキシンは抗菌薬ポリミキシン B に吸着されるが，ポリミキシン B は副作用のため静脈投与できないため，ポリミキシン B を固定化したシートに血液を接触させ，ポリミキシン B にエンドトキシンを吸着させて除去することで，エンドトキシンによるショックからの離脱が期待できる．ショックを改善させる機序として，エンドトキシンの吸着以外の機序がいくつか報告されている．

*4 PMMA：polymethyl methacrylate．CRRT 用のヘモフィルターの膜素材．

*5 AN69ST：acrylonitrile-co-methallyl sulfonate surface-treated．CRRT 用のヘモフィルターの膜素材．サイトカイン吸着に特化した膜として知られる．

VA-ECMO 施行時はどうする？

　高度の循環不全の時には，VA-ECMO[6]を行いますが，この場合はどうしたらよいでしょうか．この場合も，循環動態が落ち着いてきて，カテコラミンを減量できるようになってきてから経腸栄養を開始しています．VA-ECMO は

長期間継続されることもあるため，その間ずっと経腸栄養を行わないというのは消化管機能の低下や bacterial translocation の観点から避けるべきでしょう．ただし，浸透圧の高い経腸栄養剤を投与することで，水分が消化管内に移動して，

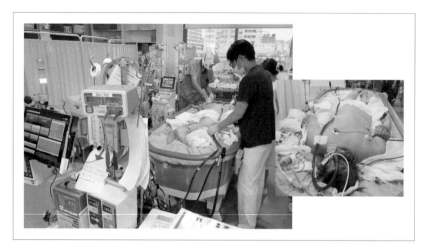

図4　VV-ECMO＋腹臥位呼吸管理中も経腸栄養

循環動態に影響することがありますので，投与量や投与速度などに注意が必要です．投与量は少なくても構いませんので，他の重症患者よりも慎重に，少しずつ経腸栄養を投与してみるとよいでしょう．われわれは，VA-ECMOでもVV-ECMOでも，腹臥位呼吸管理と同時に施行することがありますが，この場合も経腸栄養を継続しています（**図4**）（D-4「腹臥位呼吸管理中はどうする？」を参照）．

＊6　ECMO：extracorporeal membrane oxygenation．体外式膜型人工肺．体外循環の技術を用いて人工肺で血液に酸素を吹き付け，二酸化炭素を排出して，肺の代わりにガス交換を行う．呼吸不全に用いられるVV-ECMO（静脈から脱血して静脈に返血する）と，循環不全に用いられるVA-ECMO（静脈から脱血して動脈に返血する）に大きく分けられる．VA-ECMOはPCPS（percutaneous cardio-pulmonary support，経皮的心肺補助）と同義である．

B-3 栄養チューブの留置位置の選択と経十二指腸チューブの挿入法

どの方法がよい？ 透視下

　幽門後（十二指腸, 空腸）へのチューブの挿入方法にはさまざまな方法があります（**表1**）[4]. 最も一般的なのは, 透視下で入れる方法でしょう. チューブの位置がリアルタイムで確認できるのがメリットですが, 被曝すること, 重症患者の場合は透視室への移動のリスク, 移動に伴うスタッフの負担などがデメリットになります.

表1　経鼻空腸チューブ挿入法（文献4より引用改変）

	透視下	聴診法	経口内視鏡	経鼻内視鏡
メリット	●チューブの位置をリアルタイムで確認できる	●ベッドサイドでOK ●最も低侵襲	●ベッドサイドでOK ●胃内の観察 ○ ●鉗子でチューブを確実に十二指腸内へ送れる	●ベッドサイドでOK ●胃内の観察 ○ ●チューブが幽門輪を越えるのを確認できる
デメリット	●透視室に移動する必要がある ●X線被曝あり ●胃内の観察 × ●幽門輪を越えるのが難しいことがある	●胃内の観察 × ●テクニックが必要 ●幽門輪を越えるのが難しいことがある ●X線写真による確認が必要	●GIFをできる人が必要 ●鉗子係が必要 ●X線写真による確認が必要	●送気係が必要（BFの場合） ●GIFに比べてカメラが短い（BFの場合） ●非透視下のGW操作が危険 ●チューブ先端の加工が必要（GW使用時；非推奨） ●X線写真による確認が必要

BF：broncho-fiberscope, 気管支鏡.
GIF：gastrointestinal fiberscope, 上部消化管内視鏡.
GW：guidewire, ガイドワイヤー.

どの方法がよい？ 聴診法

聴診法は注射器で空気を注入して，聴診器で音を聞きながら先端位置を十二指腸まで進める方法です．テクニックを習得できている人にとってはそれほど難しくないということですが，やったことがない人にとってはかなり難しく，"神業"にしか見えませんので，かなり難しいはずです．胃管を挿入すると，チューブの先端は胃体部から左側に巻いて穹隆部の方に向かうことが多く，幽門方向には進みにくいものです．運良く，先端が幽門方向に向けば，そのままチューブを押し込むことで幽門輪を越えられる可能性は高くなります．X線写真でチューブ先端が幽門方向を向いている時は，そのまま押し込んでみる価値ありです（何回かうまくいったことがあります）．透視室への移動が不要で，被曝のリスクも確認のX線撮影のみで済むのがメリットです．

どの方法がよい？ 経口内視鏡

われわれは，内視鏡下に挿入しています．内視鏡以外に用意するものは**図5**の通りです．鼻からチューブを挿入（**図6**）した後，経口内視鏡を胃内に挿入（**図7**）し，チューブを大きな把持鉗子でつかみます（**図8**）．そのまま内視鏡ごと幽門輪を越えて（**図9**），内視鏡を挿入できるところまでどんどん深く進めます．この時，内視鏡をこまめに出し入れしながら進めて，十二指腸の撓み（たわみ）を取

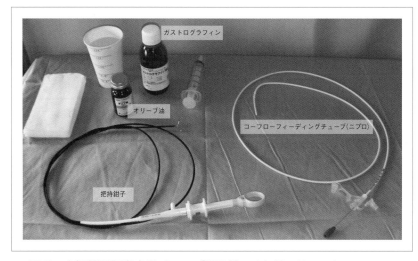

図5　内視鏡下経鼻空腸チューブ挿入法：内視鏡以外で用意するもの．

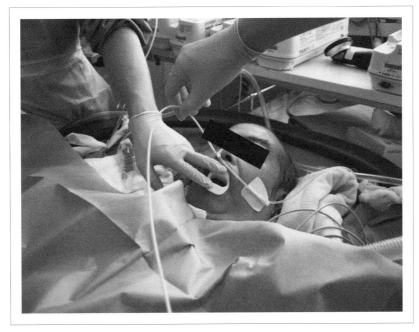

図6　内視鏡下経鼻空腸チューブ挿入法：鼻からチューブを挿入.

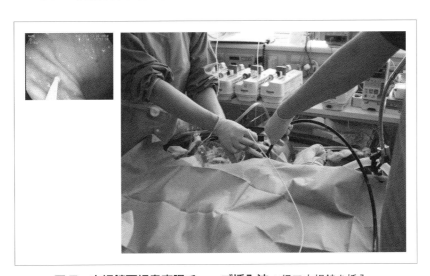

図7　内視鏡下経鼻空腸チューブ挿入法：経口内視鏡を挿入.

りながら進めるのがポイントです．また，胃や十二指腸に空気を極力入れず，送気した分は吸引するくらいのつもりで操作します．内視鏡をいちばん奥まで進めたら，見える範囲で鉗子とチューブを

さらに進めます（**図10**）．鉗子とチューブの位置を動かさないようにしたまま，内視鏡を胃内まで戻します（**図11**）．内視鏡を引き抜く時にチューブが一緒に抜けないようにするため，内視鏡とチュー

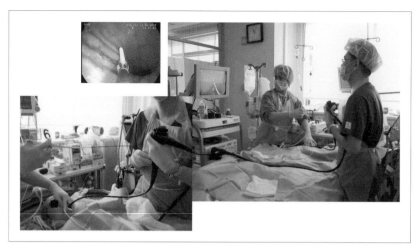

図8　内視鏡下経鼻空腸チューブ挿入法：鉗子でチューブをつかむ.
〔助手は吉田真一郎医師（よっち）.〕

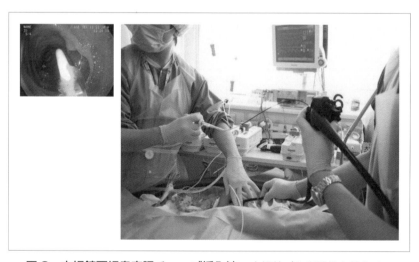

図9　内視鏡下経鼻空腸チューブ挿入法：内視鏡ごと幽門輪を越える.

ブにたっぷりオリーブオイルを塗って
なじませておくことと，内視鏡を抜く時
には左右に回転をかけるようにしながら
動かすのがポイントです．胃内に内視鏡
を引き抜いたら，鉗子を外して胃内まで
戻します(鉗子は開いたまま抜きます).
その後，胃内でチューブをつかみ直し，
幽門輪手前まで押し込んで，また手前を

つかみ直して，押し込んでという操作を
繰り返します．チューブが腸管のヒダに
引っかかって跳ね返ってくることがあり
ますが，患者さんのおなかに時々振動を
加える（揺らす）とチューブが進みやす
くなります．挿入後は，造影剤（ガスト
ログラフィン®）を注入してX線写真を
撮影し，チューブの位置，造影剤が消化

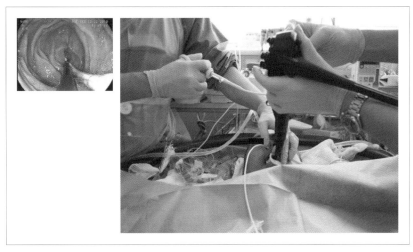

図 10　内視鏡下経鼻空腸チューブ挿入法：
内視鏡を深く進め，鉗子とチューブをさらに進める．

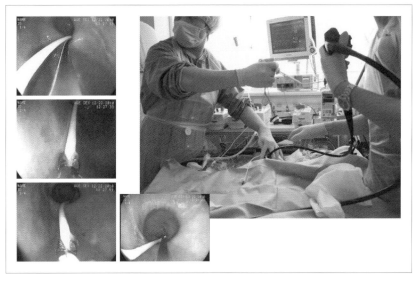

図 11　内視鏡下経鼻空腸チューブ挿入法：
内視鏡を胃まで戻し，鉗子でチューブをさらに奥へ送り込む．

管内にあること，造影剤の進み具合など
を確認します（**図 12**）．現在はベッドサ
イドで行っていますが，初めの10回くら
いは安全のため，内視鏡を引き抜く時に
鉗子が動かないことを透視下で確認しな
がら行いました．内視鏡で挿入するメ

リットとして，胃の内腔を観察できるた
め，胃蠕動低下の原因となるような潰瘍
などの病変を直接確認できることがあり
ます．出血がある場合は，チューブと内
視鏡の滑りが悪くなるせいか，なかなか
うまくいかないので注意が必要です．

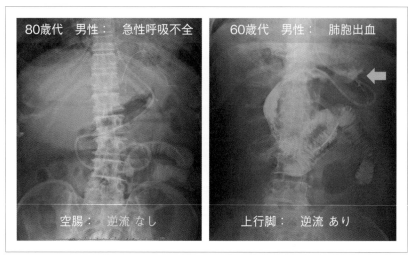

図12　内視鏡下経鼻空腸チューブ挿入法：X線撮影で確認.

どの方法がよい？　経鼻内視鏡

経鼻内視鏡で胃内腔を確認しながら，チューブが幽門輪を越えるのを確認し，そのままチューブを押し進めるという方法もあります．鉗子孔から注射器で空気を入れながら行えば，気管支鏡でも代用できます（小児の場合はこの方法で挿入しています）．海外では，十二指腸まで挿入した経鼻内視鏡の鉗子孔からガイドワイヤーを挿入し，内視鏡を抜いて，ガイドワイヤーに沿ってチューブを挿入する方法も行われています．しかし，本邦で市販されている栄養チューブは先端開口ではないため不可能です．チューブの先端を加工して先端に穴を空ければできますが，もちろん推奨できません．

どの方法がよい？　新しいデバイス

最近，チューブに装填したガイドワイヤーに微小電流を流し，先端のコイルに磁場を発生させ，心窩部に置いた体外センサーでその磁場の動きを追跡してチューブ先端の軌跡をモニター画面に表示できる Electromagnetic sensor-guided enteral access system（COR-TRAK2™）というシステムが，本邦でも使用できるようになりました．ベッドサイドで挿入でき，被曝することなく，チューブ先端位置をリアルタイムに確認できることがメリットです．機材は持ち運びできるので，在宅患者などにも使用できます．

十二指腸でもいい？　空腸がいい？

"幽門後経路"なので，文字通り解釈するとチューブの先端が少しでも十二指腸側にあればいいということになります．それでは，先端の位置はどこでも同じでしょうか．なんとなく，深く入れたほうが逆流はしにくいような気がします．でも，十二指腸下行脚くらいまで比較的簡単に挿入できるとしても，Treitz 靱帯を超えて空腸側まで入れるのはちょっと難しいかもしれません．われわれは，経口内視鏡を用いてベッドサイドでチューブを挿入した後，造影剤（ガストログラフィン®）を 20 mL 注入してからチューブ位置確認のために X 線写真を撮っていますが，チューブの先端位置による造影剤の胃内への逆流の違いについて検討

しました[5]．予想通り，深く挿入できた症例ほど逆流が少なくなり，十二指腸下行脚・水平脚まで挿入できた群と十二指腸上行脚・上部空腸までしか挿入できなかった群の比較で有意差がみられました（図 13）．先端におもりの付いたコーフローフィーディングチューブ（ニプロ）を使用しているためだと思いますが，上行脚まで挿入できていれば翌日には蠕動によって上部空腸まで進んでいることが多いです．そのため，「先端位置の目標は Treitz 靱帯を超えて空腸まで」という以前の方針から「とりあえず十二指腸上行脚まで入れば OK」に変わりました．ちなみに，この方法での十二指腸上行脚以遠までの挿入率は 89.4％でした．

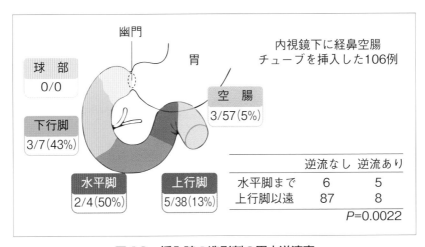

	逆流なし	逆流あり
水平脚まで	6	5
上行脚以遠	87	8
		$P=0.0022$

図 13　挿入時の造影剤の胃内逆流率

B-4　経腸栄養の目標投与エネルギー量

少なくとも高血糖と overfeeding は避ける

　ガイドラインにも記載されていますが，経腸栄養の投与量に関しては underfeeding がよいか，fullfeeding がよいか，明らかな結論は出ていません．体格や重症度，対象疾患や治療法などによって結果が異なるからです．基本的には，経腸栄養の目標投与量も，A-4 で述べたのと同じように，急性期の 1 週間は控えめにするという考えでよいと思います．ただ，経腸栄養は少しずつ増量するのが基本ですので，目標とする投与量に到達するには，どんなに早くても 4〜5 日はかかるでしょう．札幌医大 ICU は 7 日目までに目標量に到達すればよいと思っています．そうすると，到達するまでの間，栄養量が不足しますが，少なくとも高血糖と overfeeding は避けられるでしょう．この場合に静脈栄養を足すべきか，足さざるべきかも議論されています（『日本版重症患者の栄養療法ガイドライン ダイジェスト版』「C 静脈栄養」の 52〜9 頁を参照）．われわれは，「静脈栄養を追加してもよいが，TPN 製剤は必要ない，高血糖や overfeeding は避ける」という条件で，輸液として入る静脈栄養を許容し，結果として投与目標量に近づくことは構わない，というスタンスをとっています（C-3「急性期は投与量を控えるといっても…」を参照）．

コラム 10

投与摂取量が少ない時，誰が介入する？

　NST あるあるです．NST で病棟を回っていると時々遭遇しますが，抗がん剤治療などをしていて食欲が減退したり，絶食になったりしている患者さんはけっこういます．静脈栄養が追加されていればよいのですが，このご時世，治療のプロトコールやクリニカルパスががっちり固まっていて，抗がん剤治療に伴う輸液も簡単に変更できなくなっています．とにかく維持液（500 mL）×3 本．3 本入れても約 250 kcal しか入りません．これは，大きいおにぎり 1 個のエネルギー量で，カップラーメン以下です．ビーフリード®など，少し栄養のある点滴に変更されていても，1,500 mL で 630 kcal ですね．数日ならいいかもしれませんが，こんな状況が 3 週間続いているのに，

抗がん剤治療だけずっと継続されていた患者さんがいたので，主治医に相談してみると，「あと3日で抗がん剤終わるんで」…．がん患者に限らず，この栄養量で心機能は良くなるでしょうか，リハビリは進むでしょうか．630 kcal に戻りますが，これはコンビニ弁当より少ないエネルギー量です．しかも，1食でなく1日で．子どもに1日1食しかご飯を与えなかったら，親はネグレクトで捕まりますよね．入院中なのに，実質，何日も"放置"されたままになっているのは大きな問題です．この場合，NST よりも警察が介入したほうがいいんじゃないか？　と思ってしまいます．

　敗血症では，累積エネルギー負債が 10,000 kcal を超えると予後が悪化するといわれています．すべての患者さんが敗血症というわけではありませんが，同じような考え方をしても悪いことはないと思います．1日500 kcal しか投与されていなければ，1週間ちょっとで不足分は 10,000 kcal になりますね．「ちりも積もれば…」ではありませんが，毎日の借金の積み重ねが，いつか大変なことになるのは明らかです．借金は自分でするので自己責任かもしれませんが，栄養不足は医療者の責任です．特に入院している患者さんは．

文　献

1）巽　博臣，升田好樹：「特集 重症感染症の集中治療-成功に導く管理ポイント」栄養管理のポイント．医事新報 2017；4866：57-64
2）巽　博臣，赤塚正幸，数馬　聡，他：「周術期・侵襲下の栄養管理のベストチョイス」早期経腸栄養を中心とした急性期の重症患者に対する栄養療法の重要性．外科と代謝・栄 2018；52：155-60
3）巽　博臣，升田好樹，後藤京子：経腸栄養開始時の条件；循環の安定性の評価，腸管機能評価，合併症対策．日静脈経腸栄会誌 2015；30：659-63
4）巽　博臣，黒田浩光：「特集 エキスパートに学ぶ栄養管理のすべて」-ベーシック編-経腸栄養耐性の評価方法と腸管蠕動改善薬の意義と効果．救急集中治療 2018；30：39-46
5）Tatsumi H, Akatsuka M, Kazuma S, et al：Endoscopic insertion of nasojejunal feeding tube at bedside for critically ill patients- Relationship between the tube position and the intragastric countercurrent of contrast medium. Ann Nutr Metab 2019；75：163-7

C

静脈栄養

C-1 静脈栄養の適応

静脈栄養はファーストチョイスにはなれない!?

静脈栄養の絶対的な適応は，消化管が使えない時，つまり経腸栄養が難しい疾患/病態ということになります（D-1「グル音を聞いて何がわかる？」を参照）．消化管に栄養を投与できない場合，消化管が機能していない，または機能が不十分な場合，消化管の安静が必要な場合などです．相対的な適応としては，中等度・重度の栄養障害があり，食事や経腸栄養が不十分な場合などが挙げられます．長期間，経口摂取が少ない状態が続き，消化管機能が低下しているような場合は，早期経腸栄養を開始しても思うように進

まないことがありますので，そのような場合には静脈栄養を選択・併用することがあります．食事や経腸栄養での不足分を補う目的で投与する静脈栄養をSPN*1と呼ぶこともあります．

静脈栄養を行っている場合でも，常に「経腸栄養ができないか」を検討することが重要で，少しずつでも経腸栄養に移行できるように心がけたほうがいいですね．静脈栄養は経腸栄養ができない時のものなので，ファーストチョイスにはしないようにしましょう．

---

*1　SPN：supplemental parenteral nutrition，補完的静脈栄養.

コラム
11

消化器内科医は経腸栄養嫌い？

札幌医大病院の話というわけではありませんし，一部の先生だけかもしれませんが，内科の先生でも，特に消化器（消化管）の先生って，すぐ絶食にするような気がしませんか？　ちょっとおなかの調子が悪い，ちょっとおなかが痛いっていうだけでも，すぐ「食べなくていいですよ」．だからといって静脈栄養増やすわけでもないし，経腸栄養も医薬品のもの以外，あんまり知らないようで…．消化器内科なのに，栄養に興味がないのかな？　とずっと思っていました．でもきっと，「消化器内科の先生は消化管がかわいくてしょうがない♥」，「消化管に過保護!!」なんですね，こう考えるようになって，すべて納得できました．だからすぐ休ませるのか．ゆとりか!?　もう少し厳しく育てたほうがいいんじゃない？　と思いますが，考え方が昭和でしょうか．

C-2　静脈栄養の開始時期

経腸栄養できない時，早いほうがいい？

　経腸栄養がうまく増量できない時，静脈栄養を開始したほうがよいのかどうか，難しいところです．静脈栄養では糖質が多くなりやすく，特に急性期は脂肪乳剤も使いにくい（F-6「急性期に脂肪乳剤はどうする？」を参照）ので糖質の比率は高くなります．また，overfeedingを避けるため，栄養投与量も控えざるを得ません．一方で，重症患者は一定量の輸液が必要になります．初日は細胞外液や維持液でも，全身状態が落ち着いてくれば，翌日以降は少し静脈栄養の投与量を増やしても耐糖能は悪化せず，overfeedingにもなりにくいのではないかと思います．したがって，積極的にTPN製剤を使わないとしても，末梢でも投与可能な10％糖液ベースの輸液は投与してもよいと思います．

コラム
12

IVHは死語？

　TPNは"中心静脈栄養"と言われます．まさか，「tyushinのT」だと思っている方はいないと思いますが，正式にはtotal parenteral nutritionですね．以前は"完全静脈栄養"という言葉が使われておりましたが，その頃は「すべての栄養素を静脈栄養として投与する」という意味で「total＝全部→完全」と言っていたのだと思います．その後，食事や経腸栄養と静脈栄養を併用することも多く，末梢静脈ルートから投与するものはPPN（peripheral parenteral nutrition），中心静脈カテーテルから投与されるものはTPNと呼ばれるようになってきたのでしょう．海外ではPPNとTPNはあまり区別されないという話もありますし，最近はSPNという概念も出てきていますので，一度整理しておいたほうがいいかもしれませんね．

　IVHという言葉もありますね．Intravenous hyperalimentationというのが正式名称ですが，alimentationは栄養という意味なので，「静脈からのたくさんの栄養」ということで「高カロリー輸液」がいちばん近い日本語訳でしょうか．高カロリー輸液は浸透圧が高く，中心静脈カテーテルから投与しなければならないので，IVHもTPNも高カロリー輸液も中心静脈栄養もほぼ同じような意味で使われることが多いと思います．ただ，hyperには"過剰"という意味もあって「hyperalimentation

＝過剰栄養」となることから，最近はあまり使われなくなってきています．時々，
「IVH を入れよう」，「熱が出たから IVH を抜こう」と言っている人がいますが，IVH
は輸液なので，そう簡単に入れたり抜いたりできません．「先生，IVH じゃなくて
CV*2（カテーテル）ですね」とかツッコミを入れて揉めないようにしましょう．
　ところで，parenteral ってなんで"静脈"っていう意味なのか，わかりますか？
enteral は腸管を意味する entero からきていますね．細菌の *Enterococcus* や
Enterobacter もそうです．なので，enteral nutrition＝経腸栄養です．paren-
teral は，enteral の前に否定的な意味の接頭語 par をくっつけてできているので，
"非腸管"というのが本来の意味です．腸じゃない栄養っていったら静脈栄養しかな
い，ということで，parenteral nutrition＝静脈栄養です．略語を覚える時は，ちゃ
んと意味を確認すると覚えやすいですね．

＊2　CV：central venous，中心静脈（の）．

C-3 静脈栄養の目標エネルギー投与量

急性期は投与量を控えるといっても…

　ある病院の ICU で，術後1週間以上，細胞外液や維持液のみで管理（もちろん経腸栄養もなしです）していることがあったのですが，尿が十分に出ていても BUN やクレアチニンが徐々に上昇してきて，血液浄化が必要になってしまう患者さんが時々いました．急性期の異化亢進は栄養投与・蛋白投与で抑えられないといいますが，全く入れなくてもいいということではなく，最低限の糖質やアミノ酸は投与するべきでしょう．臨床症状や検査データを見ながら，問題がなければ少しずつ増量するのがよいと思います．

　われわれは，ICU 入室時，いわゆるメインの点滴として 1,500 mL の維持液（札幌医大ではソルデム®3 A）をベースとし，アミノ酸輸液，ビタミン剤，微量元素製剤を加えて処方しています．維持液の糖の濃度は 4.3% ですね．2日目は液量を変更せずに 7.5% 糖加維持液（ソルデム®3AG），3日目は 10% 糖加維持液（フィジ

オゾール®3号）にベースを変更し，少しずつ栄養投与量を増量しています．4日目以降も経腸栄養を投与できない状況であれば，TPN 製剤の使用も検討します．アミノ酸は，通常は初日からアミパレン®200 mL×1〜2 袋入れていますが，腎機能や CRRT 施行の有無などによって適宜増減しています（A-5「蛋白投与量」を参照）．経腸栄養を投与できない症例では，2日目以降，脂肪乳剤（20% イントラリポス®100 mL）を1日1本で開始し，徐々に増量しています．経腸栄養を投与できて，順調に増量できている症例では脂肪乳剤は積極的には使っていません．

　ICU 入室時から低栄養がある患者さんの場合は，それよりも少し早めに投与栄養量を増量しています．ただし，refeeding syndrome（C-5「ビタミン，微量元素，セレン，refeeding syndrome」を参照）のリスクがありますので，リンやカリウム，ビタミン B_1 などを適宜補充します．

コラム
13

キット製剤は危険なアイテム!?

最近は TPN キット製剤を使うことが増えています．僕らが医者になった時は，

TPN製剤は糖と電解質しか入っていないハイカリック®やトリパレン®などしかありませんでした．僕はこれを勝手に第1世代と呼んでいますが，当然，第1世代の輸液を使う時はアミノ酸輸液，ビタミン剤，微量元素製剤を加えて，脂肪乳剤も別に投与して…，という感じで処方していました．数年後，アミノ酸が入ったユニカリック®やアミノトリパ®，ピーエヌツイン®（これは第2世代），さらに数年後にビタミン剤も入った第3世代のフルカリック®やネオパレン®が出てきました（表1）．現在は第4世代のエルネオパ®が登場しています．名前を見ると輸液の進化の過程がわかります．ハイカリック®とアミノ酸が1つの袋に入ってユニカリック®（uni＝単一），ビタミン剤を入れてフルカリック®になりました．出た時は，これで全部という意味でフルカリック®と名前が付けられたのでしょうが，微量元素が入っていないので，フルじゃないところがちょっと残念です．トリパレン®とアミパレン®（parenteralのパレン）が合体してアミノトリパ®，さらに進化してネオパレン®（neo＝新しい），そしてエルネオパ®になっています．最近は，エルネオパ®から覚える人も多いと思いますが，エルネオパ®と聞いてもさっぱりピンとこないし，エルは微量元素＝trace elementsなのでいいとして，ネオパって何？っていう感じですよね．

　キット製剤はマニュアルなんかと同じで，充実しすぎると研修医や新人が内容を考えなくなってしまうので，使い方によっては危険なアイテムです．ちなみに，札幌医大ICUには，TPN製剤はハイカリック®のシリーズしか置いていません．アミノ酸輸液の量を病態や治療に応じて変更するから，というのが表向きの理由ですが，本当は「単純に，置く場所がないから」です．ただ，研修医にとっては輸液を勉強する機会になっています．

表1　高カロリー輸液製剤：進化の過程

製剤名／栄養素	ハイカリック® トリパレン® 第1世代	ユニカリック® アミノトリパ® ピーエヌツイン® 第2世代	フルカリック® ネオパレン® 第3世代	エルネオパ® 第4世代	ミキシッド®
糖	○	○	○	○	○
電解質	○	○	○	○	○
アミノ酸		○	○	○	○
ビタミン			○	○	
微量元素(Zn*以外)				○	
脂質					○

＊：Znはすべての製剤に含まれています．

C-4　静脈栄養の組成

カリウム値が高い時はどうする？

　血清カリウム値が高いと，カリウムの多い維持液（3号液）を使用できないため，開始液（1号液）を使いますよね．維持液は4.3％の糖が入っていますが，維持液の仲間には糖の濃度を7.5％や10％上げたものがあります．でも，開始液にはそういうものはありません．そのため，カリウムが高いというだけで維持液に変更され，自動的にエネルギー量も減らされていることがよくあります．ひどい時は細胞外液にされて0 kcalのことも．こういう時は，開始液にブドウ糖液（10％，20％，50％など）を組み合わせればいろいろ作れますよね．たとえば，フィジオゾール®3号（糖濃度10％）1,000 mL（400 kcal）を投与していてカリウム

が上昇したら，ソルデム®1（維持液）500 mL＋20％ブドウ糖500 mLに変更すれば，同じ1,000 mLの液量で452 kcal（糖濃度11.3％）の糖・電解質輸液ができます．もっと糖濃度を上げるには，腎不全用のTPN製剤（ハイカリック®RF）を使ってもいいですね．これにアミノ酸液，ビタミン剤，微量元素製剤，必要な補正用の電解質溶液を加えて，病態に合わせたカリウムフリーの輸液をいろいろ作れます．また，ビーフリード®を使っている場合は，プラスアミノ®というカリウムフリーの糖・アミノ酸・電解質輸液に変更するのが簡単です（ビタミン B_1 は入っていないので注意してください）．

コラム 14

輸液とカレー

　最近は，TPNキット製剤を使うことが多いので，若い先生方はカリウムが高いと維持液にするしかないと思うのかもしれません．確かに，足りないものを足すのは簡単ですが，いらないものを抜くのは難しいですね．輸液はカレーと同じです．レトルトやコンビニのカレーを買って，にんじん要らないとか，辛すぎるとか言ってもどうしようもありません．市販のルーを使うのか，カレー粉で作るのか，スパイスから作るのかにもよりますが，自分で作れば好きなカレーができます．輸液もキット製剤がダメなら，自分で一から作ればいい．ほんとに必要な時だけならやってみてもいいと思い

ます．こういうことを昔，研修医に教えたら，TPNの組成を一生懸命考えて処方してました．「結局，普通の輸液と変わんないんなら，めんどくさいからやめて!!」って看護師さんにめちゃめちゃ怒られていましたが．ちなみに，僕はスパイスからカレーを作っています．いつも違う味になります．思った通りにできないので，輸液としてはアウトです．

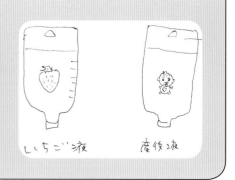

いちご液　　　産後2液

C-5 ビタミン，微量元素，セレン，refeeding syndrome

総合ビタミン剤と微量元素製剤は毎日入れる？

重症患者ではビタミン，微量元素の必要量が増加するといわれています．ビタミン剤はビタミンBやビタミンCなど単独の製剤のほか，総合ビタミン剤など数種類のビタミン剤を含む製剤があります．TPNの場合は総合ビタミン剤を毎日投与しますが，最近はビタミンを含有するTPNキット製剤として処方することが多くなっています．ただし，TPNキット製剤は標準投与量（エルネオパ®であれば2,000 mL）で1日のビタミン必要量を充足できるように組成されていますので，投与量が少ない時はビタミンも不足していることに注意が必要です．末梢静脈栄養の場合，総合ビタミン剤は保険適用外になるため，一般的には使用しません（使用しても問題はありません）．ビタミンBやビタミンCは投与できます．特に，ビタミンB_1は欠乏症として乳酸アシドーシス，Wernicke-Korsakoff症候群，脚気などがあるため，積極的に投与していいと思います．水溶性ビタミンなので，よっぽど大量に入れないと問題になることはありません．

微量元素は単独で投与できるものは少ないです．TPNの場合には微量元素製剤を投与しますが，総合ビタミン剤と同様に，エルネオパ®の投与量が不足すれば微量元素も不足します．末梢静脈栄養では保険適用外になります（これも使用すること自体は問題ありません）．ガイドラインでは，本邦には静注用セレン製剤がないと記載されていますが，現在は低セレン血症治療剤（アセレンド®）を使用できるようになりました．

われわれは，キット製剤を使用していないので，CVカテーテルが入っている患者さんには総合ビタミン剤（マルタミン®）と微量元素製剤（エレメンミック®）を毎日投与しています．重症病態では必要なので，"TPNの場合"ではなくて，"CVカテーテルが入っている場合"は全例投与しています．経腸栄養を少なくとも目標栄養量の2/3くらい投与できるようになるまで継続します．CVカテーテルが入っていなければビタミンB製剤（ネオラミン®・スリービー）とビタミンC製剤（ビタシミン®）を投与します．食思不振症やアルコール依存症など，高度の栄養不良を伴う患者さんの場合は，ビタミンB_1製剤（アリナミン®F注）を大量に投与します．頻繁に血中濃度を測定することはありませんが，毎日投与しても，過剰症と考えられるような検査データの上昇や臨床症状がみられた経験はありません．

入室時の血清リン値が正常値でも油断するな!!

Refeeding syndrome は,慢性の低栄養(飢餓)状態にある患者さんに対して,栄養（特に大量のブドウ糖）を急速に投与することにより,体液量と電解質の異常に関連する症状を生じる症候群です.糖代謝の亢進によりインスリン分泌が亢進し,リン,カリウム,マグネシウム,ビタミン B_1 が細胞内に取り込まれることで発症します.重篤な心・肺・神経系の合併症を引き起こし,死に至る可能性があります.経腸栄養よりも静脈栄養でリスクが高いといわれています.

ICU の場合,カリウムは血液ガス分析で頻繁にモニタリングできますが,マグネシウムやリンは通常の生化学検査セットに入っていないこともありますので注意が必要です.腎不全用の TPN 製剤は

カリウムやリンを含有しておらず,維持液にはマグネシウムやリンが入っていないため,これらの輸液を使用している場合は特に注意が必要です.また,CRRT 用の透析液/維持液にはリンが含まれず,カリウムやマグネシウムも血清濃度より低い組成になっているため,CRRT 施行中はこれらの電解質の低下だけでなく,refeeding syndrome の発症に注意が必要です.

Refeeding syndrome や低リン血症は,栄養投与後に発症することがあるため,ICU 入室後,数日経過してから症状が出現することも少なくありません.入室時の血清リン値が正常値でも油断できませんので,定期的に濃度を測定しましょう.

コラム

15

腎不全用の点滴製剤

CRRT を施行する場合,急性腎障害などの病名を付ける必要があるので,一般用の TPN 製剤やアミノ酸輸液は使用できず,腎不全用の TPN 製剤やアミノ酸輸液を使う必要がありました.CRRT で低カリウム血症や低リン血症になる上,カリウムやリンの入っていない腎不全用 TPN 輸液を投与し,カリウムやリンを補充するという,減塩食に醤油をかけて食べるようなことがずっと続いていました.この矛盾は本邦だけだったようです,しかし,ついに 2020 年夏からこの制限が解除されましたね.CRRT や血液透析をしていない急性腎障害や慢性腎臓病の患者さんには腎不全用の輸液,CRRT や血液透析が始まったら一般用の輸液という感じで使い分けられるようになりました.言い換えれば,そのあたりの切り替えをしっかりやらないとならないとい

うことですね．つまり，急性腎障害や敗血症で ICU に入室して CRRT を開始する場合，一般用の輸液で開始しますが，CRRT を中止したら，腎不全用に変更する必要があります．奇しくも，2020 年から集中治療領域の早期栄養介入管理加算が算定できるようになり，管理栄養士さんが配置されるようになった施設も増えてきていると思いますので，薬剤師さんや血液浄化を担当する臨床工学技士さんも巻き込んで，CRRT 中・CRRT 終了後の栄養療法も見直していければいいですね．

C-6 静脈栄養時の投与ルート（中心静脈，末梢静脈）

PPN製剤の恐怖!?

TPN製剤に対して，末梢でも投与可能な糖の濃度が10%未満の製剤を静脈栄養（PPN）製剤ということがあります．10%糖加維持液のフィジオゾール®3号，糖濃度は7.5%ですがアミノ酸も入っているビーフリード®などが含まれます．もちろん，PPN製剤はCVカテーテルからも投与できますので，使用頻度は増えているのではないでしょうか．

輸液バッグに細菌が混入した時，PPN製剤よりもエネルギー量が多いTPN製剤のほうが細菌の増殖が速いと思っていませんか？ 実は逆です．TPN製剤のほうがpHは低く，浸透圧が高いので，

細菌にとってはかなり過酷な環境です．PPN製剤のほうがpHは中性に近く，低浸透圧なので，細菌は増殖しやすいんです（**図1**）．「ビーフリード®1,500 mLを24時間で投与」というのは，よくありがちな処方ですが，1,000 mLと500 mLを連結管でつないだり，他の薬剤を混注したりすると，細菌汚染のリスクは高まります．細菌が混入したビーフリード®，24時間ぶら下げておいたら…．ビーフリード®の添付文書を見ると，「成人500 mL当たり120分を基準とし」と書いてあります．500 mLを2時間，けっこう速いですね．それに対して，1,500 mLを24

	製剤名	pH	浸透圧比
PPN製剤	ビーフリード®	約6.7	約3
	フィジオゾール®3号	約4.7	約2〜3
TPN製剤	フルカリック®1号/2号/3号	4.5〜5.9	約4〜6
	エルネオパ®1号/2号	約5.1〜5.3	約4〜5

●pH：PPN＞TPN ●浸透圧：PPN＜TPN

PPN製剤はTPN製剤より注意が必要

菌が混入した場合，長時間持続投与によって輸液中で増殖する可能性がある

図1 PPN製剤とTPN製剤

時間持続投与だと 500 mL を 8 時間となり，これはかなりゆっくりで，細菌汚染があった場合は感染のリスクが高まります．院内感染の原因にもなるセラチア菌などは，指数関数的に増殖するようですので，混入した細菌が24時間後にどのくらい増えているか，考えると恐ろしくなります．ビーフリード®の添付文書には，「高齢者などは緩徐に」とも書いていますので，札幌医大病院では「PPN 製剤は 500 mL を 4 時間で」というのを投与指針にしています．そのほかに，連結管を使用しない（1 袋ずつつなぎ換える），混注

をできるだけ避ける，なども注意点としています．

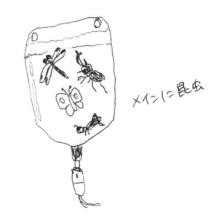

メインに昆虫

D

経腸栄養耐性の評価

D-1　腸管蠕動の確認

グル音を聞いて何がわかる？

「腸蠕動音や排便・排ガスなど，腸管蠕動を確認してから経口摂取を開始する」と学生時代には習ったような気がします．しかし，最近のガイドラインには，「腸蠕動音や排便・排ガスなど，腸管蠕動の確認は必要ない」と記載されています．なぜなら，腸蠕動音（いわゆる"グル音"）は，腸管内の空気の移動を聞いているだけで，それだけで消化管が正常に機能しているかどうかは判断できないからです．十二指腸までチューブを入れて，水と空気を入れたらグル音のようなものが聞こえますが，極端なことをいう

と，ホースに水と空気を入れても同じような音が聞こえますよね．動いているかどうかだけが問題なのではなく，「分解・吸収など消化管の機能が十分かどうかは栄養剤を投与してみないとわからない」ということなんです．ですから，消化管を使えない理由がなければ，まずは経腸栄養を少量から開始してみましょう（**図1**）．といっても，最初から大量に投与するのはダメです．その後，消化器症状や全身状態を確認して問題なく投与できれば，徐々に増量しましょう．

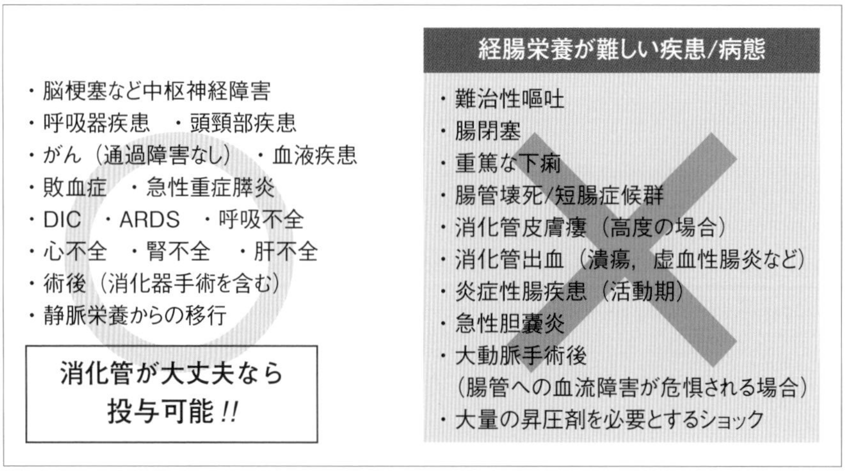

・脳梗塞など中枢神経障害
・呼吸器疾患　・頭頸部疾患
・がん（通過障害なし）　・血液疾患
・敗血症　・急性重症膵炎
・DIC　・ARDS　・呼吸不全
・心不全　・腎不全　・肝不全
・術後（消化器手術を含む）
・静脈栄養からの移行

消化管が大丈夫なら
投与可能!!

経腸栄養が難しい疾患/病態

・難治性嘔吐
・腸閉塞
・重篤な下痢
・腸管壊死/短腸症候群
・消化管皮膚瘻（高度の場合）
・消化管出血（潰瘍，虚血性腸炎など）
・炎症性腸疾患（活動期）
・急性胆嚢炎
・大動脈手術後
　（腸管への血流障害が危惧される場合）
・大量の昇圧剤を必要とするショック

図1　経腸栄養の適応

D-2　経腸栄養耐性の評価方法

胃残量の測定は不要？

　日本版 重症患者の栄養療法ガイドラインには，胃管排液量（胃残量）500 mL 未満であれば経腸栄養を中断しないと記載されていますが，改訂された欧米のガイドラインでは，「胃残量を経腸栄養の中断の指標にしない，測定は不要」という記載に変更されています．胃残量の測定方法が1日の排液量なのか，吸引した1回ごとの排液量なのか，論文によってバラバラであったため基準にできない，ということも1つの理由だと思います．また，吸引した排液をそのまま破棄するのか，胃内に戻すのかも論文によって異なっていました．

　とはいえ，実際の臨床現場では，1日1,000 mL も排液があったり，日中だけで500 mL も逆流したりすれば，経腸栄養を中断したり，経空腸投与への切り替えを考えたりするでしょう．もちろん，排液の性状にもよりますが．そのため，施設ごとに一定の基準を決めておいたほうが対応しやすくなります．われわれは，胃管排液量が1日300 mL 以上になった場合，もしくは，そうなると予想された段階（8時間で150 mL など）で，胃蠕動改善薬の開始や経空腸投与への変更などの対応を取ります（Supplement「六君子湯か，経空腸投与か」を参照）．ちなみに，300 mL にしたのは，海外の文献が250〜350 mL を基準にしているものが多かったから，というだけで，それ以上の理由は全然ありません．

コラム

16

フェンタニルを使うと経腸栄養できない？

　ICU や救命センターでは，鎮痛・鎮静目的にフェンタニルなど麻薬系の薬剤を頻繁に使います．副作用で腸管蠕動麻痺になるというのはよく言われますが，それならみんな経腸栄養できないの？…っていうことはありませんよね．1日にフェンタニル20 A（2 mg）くらい投与していても，問題なく経腸栄養を投与できることも多いです．ただし，これも早期から経腸栄養を開始していた場合という条件が付くかもしれません．2週間も絶食にしていて，フェンタニルもずっと使っていた患者さんの場合，消化管の蠕動はなかなか回復しないような気がしますよね．逆に，早期に経腸栄養を開始していれば，フェンタニルを増量しても腸管蠕動は問題ない，ということでは

ないでしょうか．「フェンタ使ってるから，経腸栄養うまくいかないのかな？」という時には，他の原因があるかもしれませんね．

D-3 経腸栄養投与量の増量の方法

投与プロトコールはどんな感じ？

　経腸栄養を順調に増量するには，経腸栄養の投与プロトコールを作ることがよいとされています．担当医ごとに増量の方法が違ったり，なんとなく前日と同じ量（速度）のままになっていたり，ということは避けられます．プロトコールは施設の実情（やり方）に応じて，投与速度と経過時間で決められていることが多いと思います．たとえば，「20 mL/hrで開始し，12時間経って問題なければ30 mL/hr，さらに12時間経過したら40 mL/hrに」という具合に増やす方法です．この方法はプロトコールとしては明快ですが，開始時間によっては夜中に投与速度をアップすることになります．

速度を上げたタイミングで嘔吐などの合併症が生じることもありますので，夜間のマンパワーの少ない時間にわざわざリスクを高めることにもなりかねません．また，1日の栄養投与量や蛋白投与量が最終的に投与された量を確認するまでわかりにくいのも欠点です．途中で栄養剤を変更すると，栄養剤を途中で廃棄することになって栄養剤のロスが多くなったり，栄養投与量の計算が複雑になったりするかもしれません．ですから，「プロトコールとしてはわかりやすいけど，やるほうは大変，データ取る時も大変」ということです．

それなら，どうやって増やすのがいい？

　われわれは，「経腸栄養剤の投与本数を決め，それを投与時間数で割って投与速度を決める」という方法で増量しています．基本的に，初日は1日2本で開始し，2日目は3本，3日目は4本…というように，毎日1本ずつ増やします（開始時間が遅くなった場合は，初日は1本でスタートします）（図2）．とにかく，1日の投与量は誰にでもわかりやすいのがメリットです．

　投与時間の設定は，投与経路によって

少し違います（図3）[1]．経胃投与の場合は，1日の投与量を2〜3回に分けて，途中に2時間の休止時間を設けます（D-4「胃管で持続投与？」を参照）．200 mLの経腸栄養剤であれば，初日は2本なので，10時間投与＋2時間休止，これを2セットとなるので，200 mL÷10 hr＝20 mL/hrになります（1本でスタートする時も1本10時間投与）（図4）．2日目は3本なので，6時間投与＋2時間休止，これを3セットなので，200 mL÷6 hr＝33 mL/

hr，3日目は4本なので，2本を10時間で投与して400 mL÷10 hr＝40 mL/hr，というように，自動的に投与速度が速くなっていきます．5本になるとちょっと困りますが，4時間-7時間-7時間で1本-2本-2本投与すると，50 mL/hr→57 mL/hr とだいたい同じ投与量で，しっかり2時間休止を挟めます．経空腸投与の場合は，24時間持続投与ですので，単純に1日量を24時間で割って投与速度を決めます．

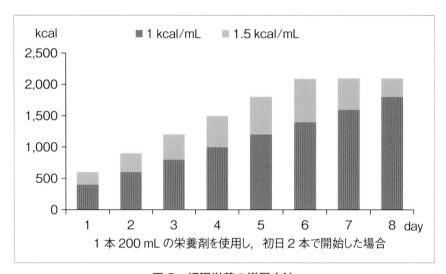

図2　経腸栄養の増量方法

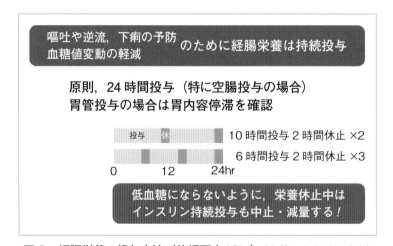

図3　経腸栄養の投与方法（札幌医大 ICU）（文献1より引用改変）

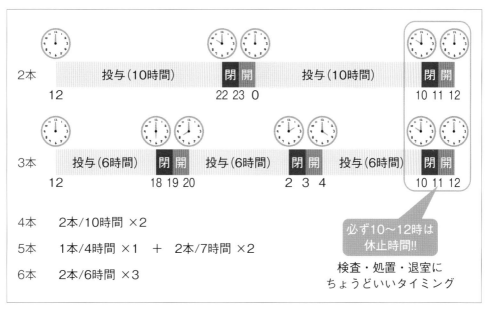

図4 経腸栄養投与スケジュール（札幌医大ICU）

ウサギとカメ

「この増量方法は遅すぎない？」という意見もあると思います．実際，もう少し早く増やせると思います．ただ，早く増量することで嘔吐してしまうと，いったん中止してスタートに戻り，今度はもっと慎重に増量しますよね．そうすると結局，目標量や必要量に到達する日はかなり遅くなります．スタートを早くして，1日1本ずつゆっくり増やすのは，投与量がわかりやすいだけじゃなく，安全性も考慮したカメの戦略です．

投与開始のタイミングと時間調整

基本的には昼12時から投与開始していますので，経胃投与の場合は，1日2回なら12〜22時と24〜10時，1日3回なら12〜18時，20〜2時，4〜10時になり，どちらも翌朝10時からは休止時間に入ります（**図4**）．ICUを予定退室するのは10時以降ですし，何か処置をするのもだいたい11時頃からなので，タイミングはぴったりです．

緊急入室などで開始時間が遅れる場合

や，検査や処置で投与時間が短くなる場合は，休止時間の2時間は変更せず，投与時間を短くして調整します．1本125 mLの経腸栄養剤を使う場合も，初日は1日2本からスタートするのが基本です．「栄養剤の種類によって投与速度や栄養投与量が変わる」というアバウトさはあります(**図2**)．たとえば，1本200 mLの栄養剤を使用し，初日2本で開始した場合，1 kcal/mLの栄養剤を使うと8日目でようやく1,800 kcalになりますが，

1.5 kcal/mLの栄養剤では6日目に2,100 kcalまで到達します．けれども，1日の栄養剤本数で投与速度を決めているため，栄養投与量，蛋白投与量は投与前から把握でき，後からデータを取る時にもわかりやすく，投与速度を調整して必ず全量投与するため，栄養剤を変更してもロスは出ません．簡単で，わかりやすく，エコな増量プロトコール，いかがでしょうか．

コラム 18

抜管何時間前に経腸栄養を止める？

　しばらく気管挿管していた患者さんの抜管をする時，気管切開する時，何時間前に経腸栄養を止めたらいいのでしょう．経腸栄養の投与方法などによっても状況は大きく変わると思います．僕らは，経空腸投与の場合は経腸栄養を中断せず，流したままです．経胃投与の場合，たとえば，朝のカンファレンスが終わってから10時過ぎに抜管するのであれば，経腸栄養は朝6時までに終了します（＝4時間休止）．12時からその日の分の経腸栄養を始める時間なので，抜管して問題なければ，予定通り開始します．13時から気管切開（ほぼ全例，PDT*¹です）をする場合には，いつも10時から12時までは休止時間に当たるので，12時からの経腸栄養投与を気管切開が終わって落ち着くまで遅らせます（＝3時間休止）．ですから，抜管も気管切開も3〜4時間前から休止していることになります．あくまで，経腸栄養を経胃的に持続投与に準じて投与している状況で，ということです．処置の前後で短くなる栄養投与時間は，その時間内に投与できるように投与速度を調整して，予定の栄養投与量は減らさないようにしています．

*1　PDT：percutaneous dilatational tracheostomy，経皮的拡張式気管切開術．

D-4　経腸栄養と誤嚥

頭部挙上したまま持続投与？

経腸栄養施行時の誤嚥リスクを軽減する方法として，ガイドラインにはいくつか挙げられています．これらすべてを同時に行う必要はありません，っていうか，できませんよね．頭部を45°に挙上して24時間持続投与したら，左右の体位変換もできず，どんなに良いベッドやマットを使っていても仙骨部に褥瘡ができそうです．われわれのICUでは，蠕動改善薬を投与して経腸栄養を持続投与していますが，頭側挙上はほとんどしていません．「早期に少量で開始，緩徐に増量」を徹底することで，嘔吐や誤嚥のリスクはかなり軽減できると考えています．札幌医大ICUの経腸栄養投与方法については，「Supplement」として最後のほうに掲載してありますので，使えそうなものがあったら参考にしてみてください．

胃管で持続投与？

経胃投与で24時間持続投与することにも問題があります．24時間持続投与では胃内容物の貯留を確認できないため，胃蠕動が低下していると嘔吐する可能性があります．そのため，時々，胃内容物の貯留状況を確認する必要があります．われわれは，経胃で持続投与する場合，1日の投与量を2〜3回に分割し，間に2時間の休止時間を入れ，1時間はクランプ，1時間は開放して，胃管排液量（胃残量）を確認しています（D-3「それなら，どうやって増やすのがいい？」を参照）．嘔吐や誤嚥は極力避けなければならない合併症ですし，避けられる合併症ですので，胃管排液量が多ければ経腸栄養の投与量を減らす，一時的に休止する，胃蠕動改善薬を開始する，経空腸投与に変更するなどの対応を取ります．経空腸投与の場合は24時間持続投与です．

ICUにいる間は，消化器症状の軽減や急性期の血糖コントロールという目的があるため，生理的とはいいにくい持続投与でもよいかもしれません．しかし，一般病棟に戻ってからは，日中の離床やリハビリ，夜間の安静や看護師のマンパワーなどによって，持続投与は難しくなります．ですから，血糖コントロールなどの問題がなければ，ICUを退室する前に持続投与から間欠投与にシフトしておいたほうがよいかもしれません．われわれは，「経腸栄養剤の投与量が目標量に到達したら，少しずつ投与時間を短くしていく」ということにしています．ただ，ICUのベッド数が少なく，病態が

改善するとすぐに退室してしまうことが
多いので，投与時間を短くできる症例は

あまり多くありません．病床が増えて，
ICU在室日数が少し伸びたらがんばります．

経空腸投与にしたら胃管はいらない？

　経空腸投与の場合は24時間持続投与
にしています．胃蠕動の低下が理由で経
空腸投与に変更した場合，経空腸投与に
切り替えても胃蠕動がすぐに改善するわ
けではありませんので，胃内容物は貯留
したまま，むしろ胃管排液量が増加する
こともあります．栄養剤投与の刺激によ
り，反応性に胃液分泌が増加するのかも
しれません．われわれは空腸チューブを
留置する際，ドレナージ用の胃管も留置

しています．基本的には液体（唾液・胃
液）のドレナージが目的なので，10 Fr以
下の細いチューブで十分です．胃管排液
に経腸栄養剤が混じっていないことを確
認し，量が減ってきたら抜去します．こ
の段階までくると胃蠕動は回復している
ことが多いです．ちなみに，空腸チュー
ブと胃管は同じ鼻の穴から入れています．
両鼻に入れるとかっこ悪いし，副鼻腔炎
になった時に困るので，という理由です．

コラム
19

抜かれる時は，抜き時

　経空腸投与にした時，いつまで経空腸投与にしたらいいでしょう？　胃管と違っ
て，空腸チューブは入れ直すのも大変ですし，抜いてみたけどやっぱりダメだった…
というのは困るので，なかなか難しい問題です．少なくとも，胃管排液量が減少し，
胃管を抜去してもいいかなと思うような時期には，胃蠕動が回復してきていると思い
ますので，経胃投与にしても大丈夫でしょう．飲み込んだ唾液と胃液を合わせると1
日2,000 mLくらいといわれていますので，胃管排液が300 mLあっても，残り85%
は十二指腸以降に流れているということですよね．ということは，胃管排液が減少し
ていれば，万が一，空腸チューブが閉塞したり，自己（事故）抜去されたりしても，
空腸チューブは再挿入せず，胃管からの経腸栄養投与に切り替えても問題ないことが
多いです．めんどくさいから入れないわけではありません．「自分で抜くくらい元気に
なってきてるなら胃も動いてるよね」ということです．自己抜去はインシデントには
なるかもしれませんが，挿管チューブと違って，経鼻空腸チューブは詰まっても抜か
れても大事には至らないので，慌てずに．"抜かれる時は，抜き時"かもしれません．
最終的には，より生理的な経胃投与のほうがいいので，切り替えのチャンスがきたと
思えばいいわけです．

胃蠕動改善薬は何がいい？

胃蠕動改善について，ガイドラインにはメトクロプラミドとエリスロマイシンについて記載されています．副作用として，メトクロプラミドは錐体外路症状を生じる可能性が報告されています．エリスロマイシンは本来抗菌薬であるため，不要な抗菌薬を投与することになってしまうリスクがあること，さらに，腸管蠕動促進のための投与は，本邦では保険適用外であることに注意が必要です．ガイドラインは主に海外のエビデンスをベースにしているため，この2つが取り上げられていますが，もちろん他の薬剤を用いてもよいと思います．本邦では，モサプリド（ガスモチン®）がよく使われているでしょうか．使い慣れているものを選んでよい

と思いますが，あまり効果が得られなければいつまでも使わないで中止しましょう．

われわれは，もっぱら六君子湯を使用し，他の胃蠕動改善薬はほとんど使いません．六君子湯が食欲を増進させるホルモンであるグレリンの分泌促進や分解阻害などに関与し，胃蠕動を改善させることが報告されています．また，六君子湯は顆粒製剤なので溶解しやすい，効果の発現が比較的早い，副作用が少ないという点で使いやすい薬剤です．六君子湯は空腸から吸収されて効果を発揮するため，胃管排液量が多い場合は空腸投与にする必要があります．六君子湯を投与して胃管排液量が減少したら，1週間程度で中止することが多いです．

コラム
20

空腸チューブが詰まったらどうする？

前のコラムで，「空腸チューブが詰まった時は経胃投与にする時期」と書きましたが，そうはいっても，なかなかスパッとあきらめられないこともありますよね．経鼻空腸チューブなら入れ直すという方法もありますが，空腸瘻の場合はそう簡単にいきませんし．栄養剤で詰まったか，薬剤で詰まったか，にもよりますが，無理やり水でフラッシュするだけだと，かえって詰まりがひどくなることもあります．

そういう時，僕は次のような方法で開通できないか試しています．

① 20 mL のシリンジに水（またはぬるま湯）を 10 mL だけ入れる．

② チューブにシリンジを接続する．

③ シリンジを 20〜25 mL のところまで引っ張って陰圧をかけて，離す（「ポン」と音がします）．

④③を30回，地道に繰り返す．

⑤水（またはぬるま湯）を，少し圧をかけてゆっくり注入する．

少し水圧がかかるのか，詰まっていたものが砕けたり溶けたりするみたいです．これでかなりの確率で開通します．もし，これで開通しなければ，「ポン」をもう30回やってみます．30回×2セットやってダメならあきらめます．ただ，これはあくまで緊急事態を回避するための方法です．あまり無理するとチューブの破損にもつながりかねないので，くれぐれも自己責任でお願いします．

腹臥位呼吸管理中はどうする？

背側無気肺を主病変とする呼吸不全患者には，腹臥位呼吸管理が酸素化の改善や喀痰のドレナージに有効となることがあります．新型コロナウイルス（COVID-19）による呼吸不全の患者さんにも行われることが多いですね．この場合，経腸栄養は継続してもよいか，投与するなら経胃投与より経空腸投与のほうがよいか，ということが問題になります．当然，腹臥位になると物理的に腹部が圧迫されるので，仰臥位に比べると嘔吐や誤嚥のリスクは高まると考えられます．腹部が圧迫されないように枕やタオルでスペースを作ったりすると思いますが，われわれは熱傷患者用のベッドを使用して腹部の圧迫をできるだけ減らすようにしています．呼吸不全患者に誤嚥が生じると致命的になることもありますので，腹臥位で経腸栄養を行う際は特に慎重に行う必要があります．

しかし，実際，われわれは腹臥位だからといって経腸栄養投与に関して特別なことはしていません．経胃投与で開始し，逆流などの徴候があればすぐに投与量の減量，胃蠕動改善薬投与，経空腸投与への切り替えなどの対応を取ります．特に，腹臥位呼吸療法を行う前から経腸栄養管理が確立できている場合は，問題になることが少ない印象です．

腹臥位にする時間を短く設定している場合は，仰臥位の時だけ経腸栄養を投与する，という方法もよいと思います．しかし，われわれは16時間程度（夕方から朝まで）の腹臥位をしているため，腹臥位中も経腸栄養を行わないと十分量の投与ができません．以前，腹臥位中と仰臥位中に経腸栄養を投与した場合，経胃投与と経空腸投与で胃管排液量が変化するか調べてみましたが，体位や投与経路による差はみられませんでした．以上のことから，①腹臥位中も経腸栄養は継続する，②いつも通り少量から開始し，ゆっくり増量する，③何か怪しい徴候があれば早めに対処する，ということで問題ないと考えています．

D-5　下痢の発生時の対応

下痢の定義と関連する要因

　経腸栄養開始後の合併症として，嘔吐・誤嚥だけでなく排便コントロールが問題になります．便秘はある程度，薬剤などでコントロールできますが，下痢は対応が難しいことがあります．でも，各ガイドラインとも排便コントロールにあまり大きなスペースを割いていません．エビデンスレベルの高い論文がそれほど多くないということもあるでしょうが，そもそも，下痢や便秘の明確な定義がないということにも問題があるかもしれません．それでも，下痢は一般的には便回数が3〜5回/day以上や排便量が200〜300 g/day以上などが指標とされている

ようです．

　便性状や排便量に影響する要因として，特に重症患者では，疾患や病態，抗菌薬などの薬剤投与，経腸栄養投与の有無やその投与方法・栄養剤の種類など，さまざまなものが挙げられます．下痢は病理学的な特徴から，浸透圧性，滲出性，分泌性，運動性に分類されます（**図5**）[2]．経腸栄養が原因と考えられる下痢は浸透圧性か運動性のいずれかのことが多く，滲出性や分泌性に分類される，抗がん剤によるものや，抗菌薬の長期投与の *C. difficile*[*2]など感染症によるものと鑑別する必要があります．

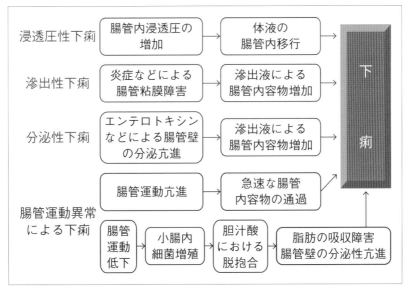

図5　下痢の分類と病態生理（文献2より引用）

*2　*C. difficile*：*Clostridioides difficile*.　少し前までは *Clostridium difficile* と呼ばれていたため，こちらのほうがなじみがあるかも.　偽膜性腸炎の起因菌.

コラム
21

寝たままで…

　便の性状や量の判断にはBristol stool form scaleやKing's stool chartなどの評価ツールが用いられます（絵が生々しいので本書では割愛）.　重症患者など臥床している時間が長い場合，健常者のような排便姿勢を取れないため，便性状は通常より軟らかくなければ排便できないといわれています.　赤ちゃんの頃しか経験がないのでよく覚えていませんが，寝たままでは踏ん張れないんですね.　そのため，薬剤の投与や栄養剤の変更などを駆使して，「水様便にはならないけど，軟便や泥状便になるように」コントロールするのがいいそうです.　便失禁管理システムを使用する場合も同様の便性状にすることで，ドレナージしやすくなります（H-6「便失禁管理システム」を参照）.

下痢になると何が問題になる？

　下痢，特に水様性下痢はさまざまな問題に発展します.　栄養剤の吸収不良・低栄養，脱水，電解質異常（カリウム，マグネシウム，亜鉛などの喪失），代謝性アシドーシス（重炭酸イオンの喪失），肛門周囲の皮膚障害などが挙げられます.　水様性下痢が続くと栄養成分の吸収不良から低栄養を招き，死亡率が上昇する可能性があります.　水分や電解質の喪失に対しては，静脈投与による補助が必要となることもあります.

　排便量が多いと栄養不足や蛋白不足のリスクが高いため，排便量の測定が重要といわれています.　下痢が続くとエネルギーバランスが負に傾いて栄養不足に直結し，重症患者において栄養不足は，免疫機能の低下，感染性合併症の増加，創傷治癒の遅延，死亡率の上昇などと関連します.　つまり，排便量をある程度に抑制することは重症患者に経腸栄養管理を行う上で重要となります.

下痢の原因は経腸栄養？　それ以外？

　経腸栄養開始後に下痢を生じることは少なくありません．しかし，必ずしも「経腸栄養管理中に下痢になったから経腸栄養が悪い」というわけではありません．つまり，他の原因による下痢を鑑別することが重要です（**表1**）[3]．特に，重症患者では，*C. difficile* による偽膜性腸炎，MRSA（methicillin-resistant *Staphylococcus aureus*）やCMV（cytomegalovirus）などによる腸炎などに注意が必要で，中でも最も頻度の高いといわれる *C. difficile* による下痢に関して，さまざまな危険因子が報告されています（**表2**）[3]．経腸栄養以外に下痢の原因が考えられる場合は，その原因への対策・治療を行うとともに，経腸栄養投与方法の変更も考慮します．ただ，症状が治まらない場合は一時的に経腸栄養を中止し，静脈栄養への切り替えが必要になることもあります．

　他の原因が否定され，経腸栄養に関連する下痢と判断した場合は，投与速度・投与経路・投与量・経腸栄養剤の種類などを変更することで，ある程度対応できます．つまり，経腸栄養は安易に中止せず，少量でも継続したほうがよい，ということです．経腸栄養に関連する下痢の予防・対策について，次の項で解説します．

表1　下痢の原因・危険因子（文献3より引用）

経腸栄養以外の下痢の原因・危険因子
【原　因】
① 高浸透圧性薬剤（ソルビトールなど）の過剰摂取
② 広域抗菌薬の使用
③ *C. difficile* による偽膜性腸炎
④ 腸管感染症（MRSA腸炎やCMV腸炎）など
⑤ 炎症性腸疾患
⑥ 造血幹細胞移植後の腸管移植片対宿主病（GVHD）
⑦ 抗がん剤などの薬剤
【危険因子】
① 発熱・低体温
② 感染巣の存在
③ 低栄養・低アルブミン血症
④ 敗血症・多臓器不全
⑤ オープンタイプの経腸栄養ボトル（細菌の混入）
⑥ 完全静脈栄養

GVHD：graft-versus-host disease，移植片対宿主病．移植されたドナーの白血球（リンパ球）が患者（レシピエント）の正常細胞を異物として認識し，攻撃することで生じる現象．皮膚，消化管，肝などが標的臓器となる．

表2　*C. difficile* による下痢の危険因子（文献3より引用）

- ・抗菌薬の使用（使用歴含む）
- ・ICU の長期滞在
- ・PPI の使用
- ・性差（女性に多い）
- ・疾患の重症度
- ・経腸栄養（特に幽門後投与）

PPI：proton pump inhibitor，プロトンポンプ阻害薬．消化性潰瘍治療薬の1つ．

コラム
22

さて，下痢の原因は？

　実際にあったお話です．

　30歳代男性．糖尿病の既往あり．ヘビースモーカー．陰部から右大腿にかけての壊死性筋膜炎で形成外科入院．創部のデブリドマンを施行した．TPN で血糖コントロールが悪化し，創傷治癒の遅延もあったため，NST にコンサルト．① TPN 減量，② 経腸栄養開始，③ フレキシシール®（H-6「便失禁管理システム」を参照）による便のドレナージと排便コントロールを開始．フレキシシール® により創部の汚染は改善したが，栄養剤を変更しても，各種薬剤を投与しても水様性下痢は改善せず．

　さて，下痢の原因はなんでしょう．といっても，この経過の中には答えはありません．ベッドサイドに行ったらわかりました（写真撮っておけばよかった）．ヒントは「糖尿病」と「ヘビースモーカー」と「壊死性筋膜炎」ですね．ピンときましたか？

　壊死性筋膜炎で動けない，ヘビースモーカーなのにタバコも吸えない（もちろん，今は敷地内禁煙ですが，当時は外に出れば吸えました）ので，ストレスがたまってしょうがない．

患者さん：「先生，タバコ吸えない代わりに，ガム食べていいですか？」

主治医：「糖尿病あるから血糖上がっちゃいますよね．キシリトールガムならいいですよ．」

　NST 回診時，ベッドサイドにはガムのボトルが6〜7本，…ん？　ちょっと多くない？　もう，おわかりですね．原因はキシリトールです．確かにガムのボトルには，「一度に多量に食べると，体質によりお腹がゆるくなる場合があります」って書いてますよね．患者さんに聞いてみると，1日に2/3ボトルくらい食べていたとのこと．どうりで，栄養剤変えても，薬使っても良くならないわけだ．ガムも禁止しちゃったら，

また何か違うことが起こりそうだったので，1日10粒までに制限しました．下痢は
すっかり良くなって，食事も再開しました．全身状態も改善し，創傷治癒もすっかり
良くなりました．どこに敵（原因）が潜んでいるかわかりませんね．

投与法や薬剤で対応できる？

下痢の原因が経腸栄養と判断された場合，さまざまな対策を試みます（**表3**）[3,4]．開始時の注意点，「少量で開始，緩徐に増量」についてはこれまで何度も述べてきました．投与法に関しては，できるだけ速度は落としたほうがよいので，1回の投与時間を長くする，間欠投与から持続投与に変更するほうが下痢は改善します．必要があれば，投与量をいったん減量し，症状をみながら増量してもよいでしょう．

投与経路の違い（経胃か，経空腸か）による下痢の発生率には差がないという報告もありますが，理論的には，浸透圧の高い栄養剤が空腸に直接注入されれば下痢は生じやすいと考えられます．実際に，経空腸投与から経胃投与に切り替えることで下痢が改善することはよくあります．

侵襲後早期など，消化管蠕動を改善させるために開始した消化管蠕動改善薬や下剤が下痢の原因になっていることもよくあります．どんな薬剤でも副作用は生じ得るので，「必要な時は投与，不要に

表3　経腸栄養に関連する下痢の予防・対策（文献3より引用）

栄養剤の開始時	少量で開始し，緩徐に増量する
栄養剤の投与法（速度）	間欠投与から持続投与への変更
栄養剤の投与経路	経空腸投与から経胃投与への変更
薬剤の投与	① 消化管蠕動改善薬・下剤を細かく調整する ② 漢方薬・止痢剤を投与する 　（他の下痢の原因を否定した上で）
栄養剤の種類の変更	① 食物繊維を含有するもの ② 浸透圧の低いもの ③ 脂肪/乳糖/乳蛋白を含まないもの ④ 窒素源がペプチドであるもの（消化態栄養）
栄養剤の半固形化	① 胃内で半固形化する栄養剤（ハイネイーゲル®）へ変更 ② 粘度調整栄養剤（メイフロー®）への変更 ③ 消化管内で半固形化させる増粘剤（REF-P1®）の追加 ④ 半固形タイプの栄養剤への変更（胃瘻の場合）

なったら減量・中止」は鉄則なはずですが，漫然と投与されている薬剤は多いですよね．消化管蠕動改善薬や下剤が下痢に関与している場合は，減量・中止することですぐに症状が改善するので，薬剤の調整は重要です．札幌医大ICUの排便コントロール基準もこのような背景を踏まえて作成されたものです（Supplement「排便コントロール基準」を参照）．逆に，感染性腸炎など，他の下痢の原因が否定されているのであれば，止痢薬や下痢を抑える効果のある漢方薬（半夏瀉心湯，柴苓湯など）を投与しても問題ありません．

コラム

23

経腸栄養剤と濃厚流動食

　本来，医薬品扱いのものだけを経腸栄養剤といい，食品扱いのものは正しくは濃厚流動食といいます．しかし，濃厚流動食を含めて，広い意味で経腸栄養剤と呼ぶことが多いですね．経腸栄養剤は「今日の治療薬」などに載っているので，それほど栄養に詳しくない医師も知っています．でも，濃厚流動食についてはそういう良い本があまりないので，知っている人はわずかです．院内で採用しているものですら知らないかもしれません．

　経腸栄養剤と濃厚流動食，どちらを選ぶかはいろいろな条件によります．DPC病院の場合，病名によって診療報酬が決まっていますので，医療費でまかなう経腸栄養剤を選ぶより，食事代として別に取れる濃厚流動食を選んだほうが病院経営的にはいいですね．ただし，食事開始後は，併用した濃厚流動食の分は持ち出しになりますので，経腸栄養剤に切り替えたほうがよいこともあります．退院後は，濃厚流動食はすべて自己購入になるので，自己負担分だけで済む経腸栄養剤のほうが患者さんにとっていいです．中には，「高くても買います」と言う患者さんもいますが．ただ，経腸栄養剤よりも濃厚流動食のほうが飲みやすいので，退院時に濃厚流動食から経腸栄養剤に変更して処方しても，「家で全然飲めなかった」ということがあります．入院中に飲める経腸栄養剤を探しておくほうがいいです．転院の場合は濃厚流動食のままでもいいかもしれませんが，種類の決まっている経腸栄養剤と異なり，濃厚流動食の種類は多いので，あらかじめ転院先にあるものを確認し，それに近いものに変更しておくとスムーズです．

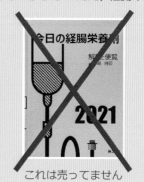

これは売ってません

栄養成分や栄養剤の種類で対応できる？

栄養剤の成分・組成としては，原因と考えられるものに応じて，食物繊維が入っていなければ入っているものに，浸透圧が高いものは低いものに，乳糖・乳蛋白が原因なら含まないものに，それぞれ変更する方法があります（E-4「食物繊維は下痢に有効？」を参照）．脂肪が原因で下痢になることもありますが，脂肪の少ないものに変えるほか，下痢の少ないといわれる中鎖脂肪酸が配合されているものに変更するのも有効かもしれません．窒素源に関しても，ペプチドは下痢が少ないといわれますので，消化態栄養に変更するという方法もあります（E-5「窒素源は何がいい？　吸収」を参照）．

粘性を高めることで下痢は軽減するので，胃瘻造設後の患者さんでは半固形タイプの栄養剤が有効といわれています．けれども，重症の患者さんでは一般的に細径チューブで経腸栄養剤を投与するので，半固形化は難しいとされていました．最近は，ペクチンを含有し，胃酸と反応するとゲル状に変化する濃厚流動食（ハイネイーゲル®）が市販され，細径チューブからの投与でも胃内での半固形化ができるようになりました．また，細径チューブでも投与可能な粘度の栄養剤（粘度調整栄養剤；メイフロー® など）でも下痢が改善することがあります．

このような栄養剤の成分・組成に関しては，単独の成分による検証が少なく，経腸栄養剤（濃厚流動食）の症例集積としての報告に基づいた結果ですので，エビデンスは十分とはいえません．これから検証されていくものもあるでしょう．参考までに，札幌医大ICUで使用している下痢に有用な（有用かもしれない）濃厚流動食を**表4**にまとめます．

表4　下痢に有用な（有用かもしれない？）濃厚流動食

名　称	ペプチーノ	ペプタメン AF	ペプタメン スタンダード	ハイネイーゲル	メイフロー	アイソカル サポート
特　徴	ペプチド	ペプチド	ペプチド	低い pH で 半固形化 乳糖なし 乳蛋白なし ペプチド	粘度 UP チューブでも 投与可能 ポンプも可	グアーガム （PHGG）配合 乳糖なし
組　成	脂肪含まない	重症患者用	AF より一般的	一般的 水分多め	蛋白多い 水分少なめ	MCT 多い 水分少なめ
容　量	200 mL	200 mL	200 mL	500 mL	223 mL	200 mL
熱　量 （1 パック）	200 kcal	300 kcal	300 kcal	400 kcal	400 kcal	300 kcal
外　観	※1	※2	※3	※4	※5	※6

※1：ペプチーノ®　https://www.terumo.co.jp/consumer/products/foods/liquid_food/pepuchino.html　※2：ペプタメン® AF　https://www.nestlehealthscience.jp/brands/peptamen/peptamen-af　※3：ペプタメン® スタンダード　https://www.nestlehealthscience.jp/brands/peptamen/peptamen-standard　※4：ハイネイーゲル®　https://www.otsukakj.jp/healthcare/medicalfoods/hineegel/　※5：明治メイフロー®　https://www.meiji.co.jp/products/enteral_formula/423742730.html　※6：アイソカルサポート®　https://www.nestlehealthscience.jp/brands/isocal-tf/isocal-support より．（参照 2020-11-17）（表中の商品名の ® 省略）

コラム
24

1 周回って…

　栄養剤を投与してうまくいかなくて他の栄養剤に切り替えた時，最初の栄養剤はやっぱりもう使わないほうがいいのでしょうか？　症状に合わせて使い分けている時は特に，「あれ使いたいけど，前ダメだったからな〜，でもほかにいいのないし…」ということです．実は，前のに戻すっていうのはアリなんです．最初に使った時から次に使う時まではだいぶ時間が経っており，病態や病期，消化管の状態，使っている薬剤など，いろいろなことが変わっているので，意外とうまくいくことが多いです．いろいろとっかえひっかえやってみて，結局元に戻って，「やっぱりこれだねー」っていうのはよくある話ですよね．

文 献

1) 巽 博臣, 今泉 均, 升田好樹：「特集1 ナーススキルを底上げ！-もっと知りたい呼吸不全ケアと管理」 急性呼吸不全の栄養管理-ここが重要！ 呼吸器＆循環器ケア 2010；10：24-31

2) 巽 博臣：こんなときどうする？～嘔吐・下痢・便秘のとき「第2章 困ったときの栄養管理-差がつくテクニック」栄養療法がわかる！できる！ レジデントノート（増刊）2016；17：3172-80

3) 巽 博臣：栄養療法のトラブルシューティング-経腸栄養の安易な中止は不要：逆流や誤嚥，下痢の対処法．INTENSIVIST 2019；11：335-45

4) Tatsumi H：Enteral tolerance in critically ill patients. J Intensive Care 2019；7：30

E

特殊栄養素

E 免疫栄養 (E-1 アルギニン，E-2 グルタミン，E-3 n-3 系多価不飽和脂肪酸)

E-1 アルギニン，E-2 グルタミン，E-3 n-3 系多価不飽和脂肪酸（本書では「ω-3 系脂肪酸」と表記します）は，「免疫栄養」として 1 つにまとめます．グルタミンに関しては GFO として，E-4「食物繊維」のところでも述べます．

脂肪酸のおさらい

急性期の脂質投与については，ガイドラインでもあまり触れられていません．脂質の中に含まれる脂肪酸についておさらいしてみましょう．脂肪酸にはさまざまな分類方法があり，短鎖・中鎖・長鎖，飽和・不飽和，不飽和の中にも一価・多価，ω-3 系・ω-6 系・ω-9 系などに分けられます．さらに，脂肪酸の一部は生体内で合成できない必須脂肪酸です．

脂肪酸は，体内に取り込まれると細胞膜のリン脂質となります．そのため，組織の再生や細胞の増殖にとって重要で，粘膜障害や血球減少からの回復，創傷治癒など，急性期にも欠かせない栄養素といえます．また，脂肪酸はプロスタグラ

ンジン（PG）やロイコトリエン（LT），トロンボキサン（TX）などのメディエーターに変化し，細胞間伝達物質として作用するため，この点でも重要です．

脂質の原料によって含まれる脂肪酸の割合が異なります．魚類には DHA[*1] や EPA[*2] など ω-3 系脂肪酸が多い，肉類には ω-6 系脂肪酸が多い，オリーブオイルにはオレイン酸が多い，などはよく知られていますね．注意しなければならないのは，「比率が多い」というだけであって，どの原料の脂質でも単独の脂肪酸で構成されているわけではないということです．

---

*1 DHA：docosahexaenoic acid，ドコサヘキサエン酸．
*2 EPA：eicosapentaenoic acid，エイコサペンタエン酸．

コラム
25

ヘルシーなラム肉

　北海道のソウルフードの１つにジンギスカンがありますね．醤油ベースのタレが一般的ですが，塩ジンギスカンもおいしいです．北海道のお花見はビールとジンギスカンが基本です．生後 12 か月までがラム，それを過ぎるとマトンですが，特にラム肉はヘルシーといわれています．ラム肉の脂の融点が 44℃ と高いので，腸内でも溶けにくく，吸収されにくいみたいですね．コレステロールが少ない，不飽和脂肪酸（オレイン酸やω-3 系脂肪酸）が多い，脂肪燃焼を促すカルニチンが豊富というような特徴もあります．「不飽和脂肪酸が多い」けど「融点が高くて吸収されない」ってことは，せっかくの不飽和脂肪酸は吸収されるのか，されないのか？ 北海道に来てジンギスカンと一緒にビールをたくさん飲んだら，脂が固まるので食べすぎても大丈夫!? ということにしましょう．

　ちなみに，ジンギスカンのジンくんというゆるキャラは，羊のくせに頭にジンギスカン鍋をかぶっていてシュールです．

ω-3 系脂肪酸と ω-6 系脂肪酸

　栄養成分として脂質を考える際，ω-3 系脂肪酸と ω-6 系脂肪酸の話が出てきます．どちらもヒトの体内では産生されない必須脂肪酸なので，栄養として摂取しなければなりません．「ω-6 系脂肪酸からは炎症性メディエーター，ω-3 系脂肪酸からは抗炎症性エディエーターが産生される」といわれることが多く，ω-6 と ω-3 はあたかも相反するメディエーターを産生していると考えている方も多いかもしれませんが，実は違います．「ω-3 系脂肪酸から産生されるメディエーターは，ω-6 系脂肪酸から産生されるものに比べて炎症を引き起こす力がかなり弱い」という相対的なものなのです．ω-3 系脂肪酸を投与すると，ω-6 系脂肪酸による炎症を打ち消すことができるということではありません．ω-6 系脂肪酸からは PGE_2，LTB_4，TXA_2 など，ω-3 系脂肪酸からは PGE_3，LTB_5，TXA_3 が産生されます（**図 1**）[1]．ω-6 の 6 は偶数なので偶数のメディエーター，ω-3 の 3 は奇数なので奇数のメディエーター，と覚えやすいですが，そこまで覚える必要はありません．詳しく知りたい方は生化学の教科書を開いてみましょう．

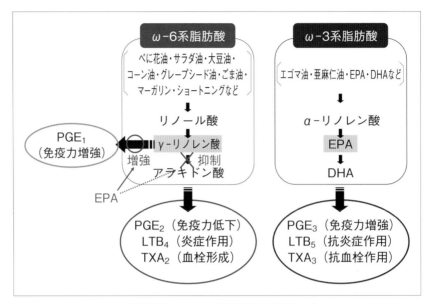

図1　*ω*-6系脂肪酸・*ω*-3系脂肪酸と脂質メディエーター
（文献1より引用改変）

コラム
26

ω-3系脂肪酸とアザラシ

　　重症患者の栄養についての本なので，それ以外の話をコラムに書いています．日本人には胃がんが多く，欧米人には大腸がん・乳がん・前立腺がんが多いのには，脂肪酸の摂取が関連しているというのは有名な話ですね．日本人は魚をよく食べる，欧米人は肉ばっかり食べる，つまり，*ω*-3系脂肪酸を多く取っているか，*ω*-6系脂肪酸が多いかということです．*ω*-3系脂肪酸は血をサラサラにするので，日本人に脳出血が多く，欧米人に脳梗塞が多いというのも同じですね．

　　ただこれは，少し前までの話です．最近は，食生活の欧米化＝魚より肉を食べることが増えてきたので，日本人も大腸がんなどが増えてきているといわれています．脳梗塞や心筋梗塞が増えてきたのも食生活の欧米化，まさに生活習慣の変化が原因の1つです．以前，高齢者と漁師さんの多い地方の病院に勤めていましたが，やはり魚介類を食べる頻度が高いせいか，その時は大腸がんよりも胃がんのほうが圧倒的に多かったですね．生活習慣病や大腸がんなどにならないようにするには，魚を食べたほうが良さそうです（家計を考えると，肉より魚のほうが高いのは問題ですけど）．魚嫌

いで肉ばっかり食べてる人も，どうしても肉を食べたいなら，アザラシとかクジラとか食べたらいいですね．アザラシは哺乳類ですが，魚ばっかり食べているのでω-3系脂肪酸が豊富だそうです．欧米でも，エスキモーの方や北欧の海沿いの方は魚やアザラシをよく食べるので，脳出血で亡くなる人が多いという話を聞いたことがあります．アザラシではないですが，北海道のお土産屋さんにはトドのカレーとか売っています．おいしかったけど，何の肉かわからない，いたって普通のカレーでした．

免疫栄養って？

免疫栄養（immunonutrition）はエビデンスが明らかでないということもあり，現在，少し下火になっています．ところで，免疫栄養って何を指すのでしょうか．いわゆる免疫栄養といわれているものは，免疫賦活（強化）栄養（immuno-enhancing nutrition）と免疫調整栄養（immuno-modulating nutrition）の2つに大きく分けられます．免疫賦活栄養は，免疫機能を活性化させ，生体防御反応を強く引き起こして感染症と闘えるようにしたり，創傷治癒を強化したりするもので，免疫機能が落ちている患者さんなどが対象です．代表的な栄養素はアルギニンやグルタミンです．一方，免疫調整栄養は，過剰な炎症反応を抑えて，高度の炎症に伴って悪化する病態を改善させたり，免疫のバランスを整えたりするので，敗血症やARDS*3，重症急性膵炎などが対象になります．代表的な栄養素はω-3系脂肪酸です．ということで，免疫賦活栄養と免疫調整栄養は本来，分けて考えるべきだと思います．一方で，

enhanceという言葉を用いず，"賦活"も"調整"に含めて，広い意味でimmuno-modulatingと呼ぶことも増えているようです．

創傷治癒が悪い時のアルギニン，腸管粘膜の再生のためのグルタミンなど，エビデンスがある場合は投与してもよいと思いますが，急性期の重症患者ではこれらのアミノ酸の投与の有効性は否定されています．アルギニンを多く含有するアバンド®は，創傷治癒改善目的に褥瘡や熱傷などでは有効性が期待できますが，炎症が強い時の投与は注意するように言われています．そのため，札幌医大病院NSTでも，感染症悪化時や手術前後などには投与しないようにしていました．

しかし，免疫栄養剤として市販されているものには，単独の栄養成分として投与できるものはほとんどなく，免疫賦活栄養と免疫調整栄養のそれぞれの成分を両方配合しているものもありますので，注意が必要です．免疫栄養が有効とするエビデンスが少ないのは，このあたりが

関係しているかもしれません．単独の成
分の製剤があり，病態や投与時期に合わ

せてテーラーメードで投与できるように
なれば，有効となるかもしれませんね．

＊3　ARDS：acute respiratory distress syndrome，急性呼吸窮迫症候群．

コラム
27

ω-3 系脂肪酸とザンギ

　エゴマ＊4油や亜麻仁油など，ω-3 系脂肪酸を多く含む油が健康に良いと注目されて
います．サラダ油などに比べると，値段もだいぶ高いですね．心疾患や脳梗塞のリス
クや中性脂肪値を下げる効果などがあると言われているので，高くても使っている方
はいるでしょう．注意すべき点は，植物系の ω-3 系脂肪酸は熱で変性しやすいため，
加熱調理には向かないということです．ただし，熱といっても，180℃ 5 分以上で
変性ということですので，調理済みの料理にかけたり加えたりして摂取するのは問題
ないみたいです．
　とあるお弁当屋さんでは，「オメガ 3 入り（中略）ヘルシーオイルを使用していま
す」と謳っていました．確かにヘルシーかもしれないけど，揚げ物や焼き物の油に使
う必要あるのか？　しかも，「メニュー，肉ばっかりじゃん!!」とザンギ＊5が揚がるの
を待ちながらニヤニヤしました．

＊4　エゴマ：荏胡麻．シソ科植物で，ゴマとは全然違う．詳しくは，日本エゴマ普及協会 HP などで
　　検索してください．
＊5　ザンギ：北海道民のソウルフード．肉に下味をつけないで揚げる「から揚げ」に対して，「ザンギ
　　は肉に下味をつけるのが異なる点（諸説あり）」と言われる．そのため，北海道のスーパーでは，
　　から揚げとザンギは並んで別々に売っているところもあるが，明確な定義はないという説も．
　　「死ぬ前に何が食べたい？」と聞かれたらザンギ．

γ-リノレン酸って何？

　γ-リノレン酸（GLA＊6）は多価不飽和
脂肪酸で，ω-3 系の α-リノレン酸と異な
り，ω-6 系の脂肪酸です．一般的な植物
油にはほとんど含まれませんが，月見

草＊7油やボラージ＊8油といった特別な植
物油には比較的多く含まれていることが
知られています．GLA はリノール酸が
代謝される時に一時的に作られる脂肪酸

で，通常は体内に蓄積されることはなく，一部がアラキドン酸へと代謝されます．ただ，GLA を大量に補給すると，PGE_1の産生が増加する方向にシフトすることが知られています(**図 1**)．この反応をEPAが増強します．PGE_1はPGE_2と逆の作用を持つとされ，免疫の強化，炎症の軽減などの作用があります．一時期ブームになったオキシーパ® は EPA や GLA を多く含み，過剰な炎症反応を抑える免疫調整栄養として ARDS や敗血症で有用とされましたが，その後，EPA，GLA に関する否定的な論文が発表され，販売中止となりました．

---

*6　GLA：γ-linolenic acid，γ-リノレン酸.

*7　月見草：学名 *Oenothera tetraptera*. アカバナ科マツヨイグサ属. 夕方, 白色に咲いて, 朝方しぼむ頃にはピンク色に変わる一夜花.

*8　ボラージ：学名 *Borago officinalis*. ムラサキ科ルリジサ属. 和名ルリジサ(瑠璃苣). 星形の青い花を咲かせる.

E-4　食物繊維（可溶性と不溶性）

食物繊維は下痢に有効？

水溶性（可溶性）食物繊維は，不溶性食物繊維に比べて下痢を予防する効果が高いといわれています．ペクチンやグアーガムなどの水溶性食物繊維は，消化管内容物の粘性を高める効果があり，胃からの排泄や小腸での吸収を遅らせることによって，腸管蠕動に対する抵抗で腸内容物の流れを減弱させるという効果が期待できます．食物繊維を多く含む栄養剤は，下痢の予防と便秘の改善の目的で投与されますが，中でもペクチンは下痢を予防する効果が高い傾向があることが報告されています．われわれは，グアーガム（PHGG*7）を多く含むアイソカルサポート®を経腸栄養に関連する下痢の場合に使用しています．

*7　PHGG：partially hydrolyzed guar gum，グアーガム加水分解物．グアーガムはグアー豆から取れる食物繊維．グアーの「ア」は小さい「ァ」と表記されることもある．別名クラスタ豆．

GFO®は有用？

グルタミン，食物繊維（ファイバー），オリゴ糖を含有し，その頭文字を取って名付けられたGFO®はみなさんご存じですよね？　腸管粘膜の栄養になるグルタミン，プレバイオティックス（F-2「プレ/プロ/シンバイオティックス」を参照）として腸内細菌叢の形成に関わる食物繊維とオリゴ糖によって，消化管内の環境を整える効果が期待できます．難治性の水溶性下痢の時に投与して劇的に改善したこともありました．

GFO®の成分を考えると，正常な消化管の環境が著しく損なわれた場合には効果がありそうです．たとえば，抗がん剤や造血幹細胞移植などで高度の粘膜障害が起こっている場合，腸管血流の悪化により粘膜の壊死や脱落が生じている場合などが考えられるでしょうか．かなり長期間，絶食状態にあった場合なども含まれるかもしれません．われわれの施設でも，血液内科などでは造血幹細胞移植や化学療法時に使用しています．造血幹細胞移植患者に対して，GFO®投与の有無の2群で比較したところ，非投与群に比べて投与群では下痢や粘膜炎などの副作用の程度が軽減し，体重減少が抑えられる効果がありました[2]．現在，造血幹細胞移植患者さんには，さらに進んだ栄養療法を行っています（コラム28「Pre-nutrition」を参照）．

コラム
28

Pre-nutrition

　Pre-nutrition＝栄養の前，といっても，"米作り"とか，"「いただきます」をちゃんと言いましょう"とか，そういう話ではありません．

　ガイドラインが普及し，ICU入室後の栄養療法は標準化され，広く行われるようになりました．しかし，ICUとNSTで多くの患者さんを診ているうちに，ICU入室後の栄養療法だけでなく，重症化してICUに入室する前の栄養療法，さらには，回復してICUを退室した後の栄養療法も，患者さんの経過やQOLに大きく関与していると考えるようになりました．特に，ICU入室前の栄養療法を改善して，それが重症化の予防につながるのであれば，ICUに入る人がいなくなるのでは？という考えに至りました．

　造血幹細胞移植患者は一定の割合で移植関連合併症を発症し，ICUに入室してきます．以前，調べてみたところ，ICUに入室した血液疾患の重症化例のICU退室時死亡率は46%，28日死亡率は56%，90日死亡率は68%でした．90日死亡率になると他のさまざまな要因が関連してくるかもしれませんが，いずれにしても「血液疾患でICUに入ると90日後には7割近くが亡くなる」という状況でした．そこで，血液内科のI先生（←部活の1つ先輩）とNSTで検討を重ね，造血幹細胞移植患者の移植前処置前に細径の胃管を入れて，食事摂取ができるかどうかにかかわらず，経腸栄養を必ず投与する（飲める人には飲んでもらう）ことを始めました．同時に，食事や腸管を使うことの重要性などをまとめたパンフレットを使って，栄養療法について詳しく説明しました．この栄養療法を開始する前は年に10人前後の移植後患者がICUに入室していましたが，開始してからは年に1人ペースに激減しました．移植関連合併症が少ない，あるいは発症しても低い重症度にとどまっています．経口摂取量も維持され，体重減少も回避できるなど，QOLも改善しているようです（ICUに来なくなったので，正直，よくわからない）．NST回診で訪問しても，白血球が減少してクリーンルームに入っている時でも，元気な人が増えました．この栄養療法によって，少なくとも早期の移植関連合併症による死亡はかなり抑えられると考えています[3]．

　手術や抗がん剤治療，造血幹細胞移植など，がん治療は予定された治療であり，生じ得る合併症は治療開始前からある程度想定できます．重篤な合併症が生じなければICUの入室を回避できる，これはICUで亡くなる患者さんを減らす究極の方法だと思っています．最近は，治療前（pre）からのリハビリテーション（rehabilitation）をprehabilitationと呼ぶことがありますが，札幌医大病院NSTでは，栄養にもpreをつけて"pre-nutrition"と称して，治療開始前からの早期NST介入を推進してい

ます．早く手を打てば早く良くなる，当たり前の話と言ってしまえばそれまでですが，なかなかそこまで介入できていないことが多いと思いますので，今後，この言葉や考え方を普及させていきたいです．

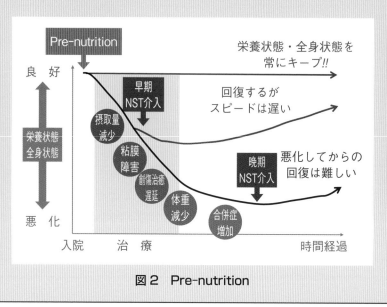

図2　Pre-nutrition

GFO® は必要？

　逆に，消化管機能が比較的保たれている場合，絶食期間が数日の場合に GFO® は必要でしょうか．診療支援で時々伺っている病院では，「ICU では，GFO® を3日間投与後，経腸栄養を開始する」のがルーチンになっていました．急性心筋梗塞で PCI*9 施行後の心不全でも，急性A型解離の術後でも．このような患者さんは発症直前まで食事を摂取しているので，低血圧の時間が長時間にならない限り，消化管粘膜のダメージはそれほどないはずです．それなのに，GFO® 投与のみで3日間過ぎてしまうと早期経腸栄養はできませんし，遅れることによって

消化管蠕動低下が遷延するかもしれません．このような症例には GFO® は不要で，最初から経腸栄養剤を開始して問題ありません．早期経腸栄養をすればそれで十分，ということです．先ほどの施設では，今はもう GFO® をルーチンで使うことはなくなり，その分，経腸栄養の開始が3日早まりました．

　「とりあえずビール‼」じゃないので，「とりあえず GFO ‼」はやめましょう．「次どうする？」，ビールは数分でなくなるので「とりあえず」でもいいですが，GFO の次は3日後ですからね．

---

*9 PCI：percutaneous coronary intervention，経皮的冠動脈インターベンション．

GFO®は栄養？

また，GFO®に含まれるエネルギー量はわずかですので，GFO®だけ投与しても経腸栄養の代わりにはなりません．そのため，食事の加算も取れません．われわれの施設では，以前はGFO®を給食部門から提供していましたが，加算が取れず病院の持ち出しになること，さらに，不必要な患者さんにもGFO®の提供を依頼されるようになったことなどから，給食部門では扱わないことにしました（年間で100万円近く削減できました）．血液内科など必要な場合は，患者さんやご家族に十分説明し，院内の売店で購入してもらうようにしています．

以上，「GFO®はとても良い製品ですが，もったいないので症例を選んで使いましょう」というお話でした．

コラム
29

マーズレン® S はグルタミン

ちなみに，胃薬のマーズレン® S は 99%がグルタミンですので，マーズレン® S をたくさん使えばグルタミンだけ投与できます．僕らは，グルタミンが腸管粘膜の栄養になるということを考慮して，マーズレン® S 4 g（少し多め）をルーチンで投与していますが，粘膜が喜んでいるかどうかはわかりません．ちなみに，グルタミンの推奨量は0.3〜0.5 g/kg/day といわれており，50 kg の患者さんで15〜25 g です．喜んでないですね．この量は GFO®（1 袋にグルタミン 3 g）3 袋でも全然足りません．

E-5 半消化態栄養剤と消化態栄養剤（ペプチド型栄養剤）

窒素源は何がいい？　吸収

　ガイドラインでは，窒素源としてペプチドを使用しないと記載されています．経腸栄養剤は，窒素源の形態(アミノ酸，ペプチド，蛋白質)により成分栄養(剤)，消化態栄養（剤），半消化態栄養（剤）に分類されます(**表1**)．多くの栄養剤は半消化態栄養ですが，蛋白質はペプチドかアミノ酸に分解（消化）されなければ，腸管粘膜から吸収されません．それに対して，消化態栄養や成分栄養では消化のプロセスが不要です．成分栄養に含まれるアミノ酸は分子が小さく，小さい分子がたくさんあると浸透圧が高くなり，下痢を生じやすいといわれます．特に，経空腸投与の場合は注意が必要です．この点ではペプチドに優位性があります．本邦では，医薬品ではツインライン® や

アミノレバン® EN，食品ではペプチーノ®，ペプタメン®，ハイネイーゲル® などが使用できます．

　吸収効率はどうでしょうか．アミノ酸は1分子ずつ吸収されるのに対し，ペプチドは2〜3分子まとめて吸収されるので，効率が良いと考えられます．また，抗がん剤などによる粘膜障害が生じた場合，アミノ酸の吸収量が低下するのに対して，ペプチドの吸収量はそれほど影響されないというデータもあるようです．アミノ酸トランスポーターに比べて，ペプチドトランスポーターが障害されにくいと考えられていますので，粘膜障害が生じる可能性の高い抗がん剤治療の場合，ペプチド型（消化態）栄養剤は良い適応になるかもしれません．

表1　成分栄養，消化態栄養，半消化態栄養

分　類		成分栄養	消化態栄養	半消化態栄養
栄養成分	窒素源	アミノ酸	ペプチド	蛋白質
	糖　質	デキストリン	デキストリン	デキストリン
	脂　質	極めて少ない	少ない	比較的多い
	食物繊維	無添加	無添加/添加	添　加
特徴	消　化	不　要	ほとんど不要	必　要
	残　渣	極めて少ない	少ない	ある程度
	浸透圧	高　い	成分栄養より低い	比較的低い

窒素源は何がいい？　分解

重症患者の多くは抗潰瘍薬を使用しています．蛋白分解酵素の1つ，ペプシンは胃酸による胃内 pH が低い環境で効果を発揮しますが，抗潰瘍薬を使用している場合，pH が上昇するため，ペプシンの効果は減弱する可能性があります．食道がんや胃がんの術後は胃酸分泌が低下しますので，同じようにペプシンの効果は減弱すると考えられます（**図3**）．また，膵酵素のトリプシンも蛋白分解酵素ですが，膵切除後や膵管ドレナージ中，重症急性膵炎後などでは膵液分泌が変化するため，蛋白の分解に影響が出るかもしれません．さらに，経腸栄養剤が生理的ではない経空腸投与されている場合，これらの蛋白分解酵素の効果を十分に受

けられない可能性があります．このような場合，半消化態栄養の蛋白質で供給された窒素源は十分に消化・吸収されていない可能性があり，消化態栄養（ペプチド）を選択することで改善することが期待されます．

以上をまとめると，急性期の重症患者では窒素源がペプチドで配合されている消化態栄養を使うことが理にかなっていると思います．少なくとも，下痢などの消化器症状がある場合，栄養剤の吸収不良が疑われる場合などにはペプチドの栄養剤を使用したほうがよさそうです．また，長期間，消化管を使っていなかった場合も，消化態栄養から開始することで消化器症状が出にくくなるかもしれ

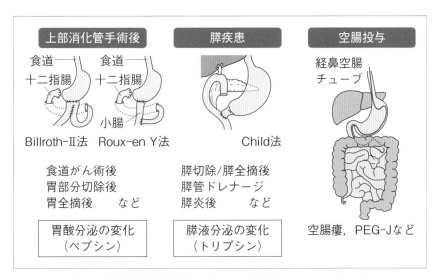

図3　消化機能は正常か!?　蛋白は分解できているか!?

ません．今後，ペプチドの有用性を示す
データが増えてくるかもしれません．
ただし，ペプチドの栄養剤は半消化態
栄養に比べてやや高めの価格設定になっ
ていますので，リスクとベネフィットを
総合的に判断して適応を選びましょう．

文　献

1) 巽　博臣, 今泉　均, 升田好樹, 他：「特集　急性期呼吸不全の栄養管理－経腸栄養
を中心に－」呼吸不全患者に適した経腸栄養の組成. ICU と CCU 2010；34：199-204

2) Iyama S, Sato T, Tatsumi H, et al：Efficacy of Enteral Supplementation Enriched
with Glutamine, Fiber, and Oligosaccharide on Mucosal Injury following Hemato-
poietic Stem Cell Transplantation. Case Rep Oncol 2014；7：692-9

3) Iyama S, Tatsumi H, Shiraishi T, et al：Possible clinical outcomes using early
enteral nutrition in patients with allogeneic hematopoietic stem cell transplanta-
tion：a single-center retrospective study. Nutrition 83（2011）111093. doi.
org/10.1016/j. nut. 2020. 111093

F

補足的治療

F-1

選択的消化管除菌 (selective digestive decontamination : SDD) および選択的口腔内除菌 (selective oral decontamination : SOD) 殺菌

SDD は過去のもの？

　SDDは，われわれも重症急性膵炎に対して数年前まで行っていました．経腸栄養を行わない期間には，bacterial translocation の予防に効果があるかもしれませんが，早期経腸栄養が当たり前になった現在では，SDD より早期経腸栄養を，ということなのかもしれません．その点では GFO® と似ているかもしれませんね（E-4「GFO® は必要？」を参照）．これも時代の流れということでしょうか．

コラム

30

EBM は絶対？

　最近は何かとエビデンスが取り上げられます．しかも，しっかりした研究デザインで行われたエビデンスレベルの高い論文，さらに，そのような論文をいくつか集めて検討したメタ解析やシステマティックレビューが重要視され，さまざまな分野のガイドラインが発行されています．まさに，EBM (Evidence Based Medicine) の時代です．

　もちろん，EBM やガイドラインは重要視しなければなりません．一方で，エビデンスがないことはやっても意味がないとは必ずしも言い切れません．エビデンスがないということは，「論文はあるが有用性が確認されなかった」ということだけでなく，「そもそもそのような研究がないのでわからない」ということもあります．確かに，前者は「やるメリットがない」ということかもしれませんが，後者は純粋に「わからない」だけなので，やってみる価値はあるかもしれません．また，前者でも，対象症例を限定したり，アウトカムを別のものにしたりすることで新しい有用性，新しいエビデンスが生み出されるかもしれません．アウトカムを生存率とした場合，特に栄養療法で有意差が出ることはほとんどありません．さらに，対象疾患や病態が複雑な ICU 患者を対象にした場合はなおさらです．最近は，生存率以外のアウトカムを設定している論文が増えてきましたね（F-2 コラム 31「EBM は絶対？（その2）」に続く）．

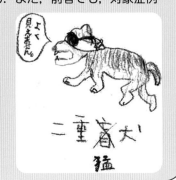

F-2 プレ/プロ/シンバイオティックス

正直，あまり意識していませんでした…

「プレ/プロ/シンバイオティックスはやっていますか？」と時々聞かれることがあります．ガイドラインでは“使用を弱く推奨”していますが，重症急性膵炎では“投与しないことを弱く推奨”となっています．病態の違い，投与量や種類の違いなど，いろいろな要因が絡んでの結果なんだろうと思います．札幌医大ICUでは，重症患者さんにはビオフェルミンR® をルーチンで投与しています(重症急性膵炎にも)．以前は，プレバイオティクスといってもよいGFO® を使用していたこともありますが，現在は使っていません．ですから，プロバイオティックス

だけ投与していることになります．っていうか，「プレ/プロ/シンバイオティックス，どうする？」というディスカッションは今までありませんでしたし，通常量のビオフェルミンR® をプロバイオティックスと思って処方しているスタッフもたぶんいないと思います．もちろん，ビオフェルミンR® が原因で合併症を生じた重症急性膵炎の症例も経験していません．GFO® のところ（E-4「GFO® は必要？」を参照）でも述べましたが，「早期経腸栄養をすればそれで十分」というポリシーにかき消されているのかもしれませんね．

> **コラム**
> **31**
>
> ### EBM は絶対？（その2）
>
> それでは，エビデンスがない治療はどうしたらよいでしょうか．ガイドラインには載っていなくても，「こういう人にこれを使ったらうまくいった」，「うちの施設ではこういう治療をやってけっこう成績がいいよ」ということ（＝経験的治療）は少なくないと思います．ガイドラインはエビデンスのある標準的な治療を集めたものですので，極端に言うと，ある疾患に対する一般的・標準的な治療法が載っているだけです．「ガイドラインは三流の人を二流にするが，一流の人も二流にする」と言われることがあります．すなわち，せっかく治療成績が良かった施設が，ガイドライン通りに標準的治療をしてみたら，かえって治療成績が悪くなった，ということがあり得るわけで

す．さらに，「エビデンスがない治療」や「ガイドライン通りにやってうまくいかなかった時にどうするか？」についてはガイドラインに記載されていません．

　そういう時は，やはり経験がものを言いますね．重症患者を目の前にしている状況では，「同じような人にこの薬を使ってうまくいった」という経験（＝experience）が1回でもあれば，それに縋ってしまうでしょう．まさに"Experience Based Medicine"，もう1つのEBMですね．EBMに従ってうまくいかなかった時のEBM（ややこしい）ですが，患者さんにとってこれが切り札になることも少なくありません．僕らの施設でいつもやっていることが，1つでもこの後者のEBMとして役立てばいいなと思って紹介することが本書の目的の1つです．

　EBMの上にもう1つのEBM，それでは，さらにそれを超える（？）治療は何と言うでしょう？「なんだかよくわからないんですけど，教授の指示なので」，「部長がやれって言うので」っていうやつですね．僕らはこういうのを，親しみと崇拝の気持ちを込めて"BBM"と呼んでいます．BBM，"Boss Based Medicine"です．BBMはEBM（evidenceじゃないほうね）に近いこともありますが，あまりにも内容が理不尽だったり，理解できなかったりすると，パワハラなどいろいろな問題に発展することもあるので，注意が必要です．しかし，ごく稀に，突拍子もないBBMをきっかけに病態がどんどん良くなることもありますので，決して侮れません．

F-3　抗潰瘍薬

抗潰瘍薬の合併症と副作用は？

　重症患者の多くは，ストレスに伴う消化性潰瘍を予防するために H_2 ブロッカー[*1]やPPIなどの抗潰瘍薬を使用しています．DICや血小板減少症，肝不全など，止血凝固異常がある病態で消化性潰瘍から出血が生じると，止血が難しくなります．そのため，ICU入室直後に予防的に投与するのは理にかなっています．一方，抗潰瘍薬を長期間投与すると，肺炎や *C. difficile* 感染などの合併症，肝機能障害，汎血球減少症（特に血小板減少）などの副作用が生じることも知られています．肺炎や *C. difficile* 感染は，抗潰瘍薬投与によって胃内のpHが上昇してい

る時間が長くなり，細菌が増殖しやすくなることが関係するといわれています．抗潰瘍薬をずっと内服している外来患者さんはたくさんいますが，このような副作用を発症することはそれほど多くないような気がします．しかし，ICU患者さんでは時々見ますので，重症病態では副作用が出やすいのかもしれません．もし，副作用が出ても，肝機能障害や血球減少は薬剤を中止すれば数日で回復することがほとんどです．ということで，抗潰瘍薬はICU入室後早期には使ったほうがよいが，できれば早めに中止したほうがよさそうです．

＊1　H_2 ブロッカー：ヒスタミン H_2 受容体拮抗薬．

抗潰瘍薬の中止のタイミングは？

　それでは，どのタイミングで中止したらよいでしょうか．消化性潰瘍は，胃粘膜の防御因子と，胃酸によって胃内pHが低下することが関与するといわれます．健常者では，食事摂取によって胃内pHが上昇し，空腹時には低下する，というpHの変動が自然に生じるため，消化性潰瘍にはなりません．重症患者で絶食期間が続くとpHの低い時間が長くなるため，消化性潰瘍が発生します．食事

の代わりに経腸栄養が投与されていると，栄養剤によって胃内pHは上昇しますので，食事摂取と同じ効果があると考えられます．ですので，経腸栄養をある程度，順調に投与できるようになったら抗潰瘍薬は中止してよいと思います．"ある程度"っていうのがどのくらいか難しいですが，必要量の7〜8割投与できている患者さんには不要ではないでしょうか（もちろん，根拠はありません）．経腸

栄養を順調に増量できれば，1週間程度で7〜8割の投与量になり，中止のタイミングがくると思いますので，1つの目安としてわかりやすいです．心配な場合は，抗潰瘍薬を中止して，粘膜保護剤などへ切り替えするのも手です．

抗潰瘍薬を投与（継続）したほうがよいのは？

　抗潰瘍薬を投与（継続）しておいたほうがよいのはどのような場合が考えられるでしょうか（**表1**）．よくいわれるのは，消化性潰瘍の既往のある場合です．普段からNSAIDs*2などと一緒に抗潰瘍薬を内服している患者さんも同様ですね．われわれは，DICや血小板減少症，肝不全などの止血凝固異常が遷延している場合は，出血した時のリスクが高いので継続しておいたほうがよいと考えています．同様の理由で，抗凝固薬や抗血小板薬を投与している場合も注意が必要です．ステロイドパルス療法など，高用量のステロイドを投与している場合も消化性潰瘍のリスクが高いので，投与しておいたほうがよいでしょう．"ある程度"の経腸栄養を投与していても，経空腸投与（経鼻空腸チューブ，空腸瘻など）の場合は，栄養剤による胃内pHの上昇が期待できないため，抗潰瘍薬は継続しています．

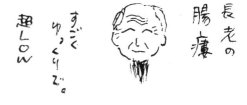

*2　NSAIDs：non-steroidal anti-inflammatory drugs，非ステロイド性抗炎症薬．

表1　抗潰瘍薬を投与・継続しておいたほうがよい場合

消化性潰瘍の既往がある
常用薬として抗潰瘍薬を内服している
止血凝固異常（DIC，血小板減少症，肝不全など）
抗凝固薬や抗血小板薬を投与している
高用量のステロイドを投与している
経腸栄養の投与量が不十分
経腸栄養を経空腸投与している

どうしても抗潰瘍薬を継続したい時は？

　まだ"ある程度"まで経腸栄養を増量できていない時期や，抗潰瘍薬を継続したほうがよいと判断した時期に，抗潰瘍薬によると考えられる副作用が出現した場合はどうしたらよいでしょうか．この場合は，他の系統の薬剤に変更するのがよいと思います．PPIを使っていたのであれば H_2 ブロッカーに変える，または

その逆，という感じです．同じ系統のものへの変更（たとえば，オメプラゾール→ランソプラゾール）は経験がありません．長期投与による肺炎や *C. difficile* 感染などの合併症も心配なので，消化性潰瘍のリスクがそれほど高くない場合は，粘膜保護剤に変更して経過をみてもよいかもしれません．

コラム
32

変なイラスト

　講演会やセミナーでお話させていただく時はいつも，「マーライオン」と「ロケット打ち上げ」の写真を出して，「嘔吐」と「下痢」をきれいなイメージでお伝えしようとしています．この本にもイラストや写真をいろいろ入れたかったのですが，著作権や肖像権の問題があるのでなかなか使えません．その代わり，ところどころに変なイラストを入れました．このイラスト達は，10年くらい前にICUカンファレンス中，その辺にあった紙に書いた落書きです（さすがに今は書いてません）．まさか，この変な絵が役に立つ日がくるとは思っていませんでした．もっといろいろあるのですが，栄養と関係なさすぎる，内輪ネタすぎる，気持ち悪すぎる，などの理由で断念しました．大動脈龍，猛獣チアノーゼ，ワン頭動脈…，お蔵入りです．当時ICUにいたG先生，落書きを集めててくれてありがとう，役に立ったよ*!!*

F-4 分枝鎖アミノ酸（branched chain amino acids：BCAA）

肝疾患には BCAA ？

　肝疾患の病名が付くと，自動的にBCAA rich の栄養剤やアミノ酸製剤を使っている先生がかなりいると思います．しかし，ガイドラインでは，「BCAAは肝性脳症の患者に限り投与する」とされているため，意識障害などがなければ通常の栄養剤を用いてかまいません．急性肝不全の場合は，アンモニアの処理能力が低下しているため，アミノ酸の投与自体を控えたほうがよいとされています．アンモニア値が低下してきたら，少しずつアミノ酸や蛋白質の投与を増やしています．なお，肝不全用アミノ酸製剤としてアミノレバン® がありますが，腎不全用のキドミン® もBCAAの比率は高い組成になっています．

コラム
33

摂ればいいってもんじゃない

　以前，NST回診でこんな患者さんがいました．肝硬変の患者さんでしたが，BCAA顆粒製剤×3包，肝不全用の経腸栄養剤×3包，BCAA食品×2本を補食として出されていました．意識障害などはなく，肝臓病食をほぼ全量摂取していました．で，「BUNが上昇してきたんですが…」．ざっと計算すると，補食だけで蛋白60 g．それは明らかに過剰摂取でしょ．もちろん，それぞれの製剤や食品は良いものですが，BCAAをたくさん摂ればいい，というわけではありませんよね．

F-5 高脂肪/低炭水化物（high fat & low CHO）栄養剤

経腸栄養剤の脂質

　高脂肪/低炭水化物栄養剤は，COPD[*3]などの慢性呼吸不全の患者さんにはCO_2産生を抑える目的で使用されますが，急性期での使用は推奨されていません（プルモケア®など）．しかし，高血糖のコントロールに難渋している場合は，高脂肪/低炭水化物栄養剤に変更することで，血糖値は低下します．糖尿病用の経腸栄養剤（濃厚流動食）としては，高脂肪/低炭水化物栄養剤のグルセルナ® REX だけでなく，パラチノースなどを配合し，糖質の吸収を緩やかにして血糖を上がりにくくした糖質調整流動食（インスロー®など)があります．経口摂取など，短時間で摂取する場合は，糖質調整流動食でも血糖値の上昇は他の栄養剤よりも緩やかになると思いますが，糖質の割合は一般的なものと変わらないため，重症患者など持続投与の場合は，高脂肪/低炭水化物栄養剤ほど血糖値は抑えられない印象があります．また，糖尿病用として製品展開しているわけではありませんが，アイソカルサポート®は脂質が多め，糖質が少なめですので，血糖値は一般の栄養剤よりも低めにコントロールできます．グルセルナ®REX は 1 kcal/mL，アイソカルサポート® は 1.5 kcal/mL ですので，水分制限が必要かどうかで使い分けることもできます．重症患者用のペプタメン®AF もかなり糖質の比率が低い組成になっています．

＊3　COPD：chronic obstructive pulmonary disease，慢性閉塞性肺疾患．

F-6 脂肪乳剤

急性期に脂肪乳剤はどうする？

　現在，本邦では静脈栄養で使用できる脂肪乳剤は大豆由来のイントラリポス®しかありません．「大豆油には炎症を引き起こす脂質メディエーターに変化するω-6系脂肪酸が多いため，高度の炎症時には投与を控える」という風潮があり，添付文書にはDICなどでは禁忌となっています．海外ではココナッツ油（中鎖脂肪酸が多い），オリーブ油，魚油を配合した脂肪乳剤もあって，それぞれ大豆油より優れた特徴があるようです．静脈栄養で管理している重症患者には，本当に脂肪乳剤を入れなくてもよいのでしょうか．

　ω-3系脂肪酸のところ（E-3「脂肪酸のおさらい」の項）で述べたように，脂肪酸の働きを考えると，急性期にも脂肪乳剤は入れたほうがよいのではないかと思います．ただし，処理能力を超えた脂質投与によりトリグリセリドや肝機能数値が上昇するので，投与量や投与速度には注意が必要です．静脈内に投与された人工脂肪はリポ蛋白化された後，加水分解されますが，急速に投与されるとアポ蛋白の結合速度の限界を超えてしまうため血中に停留し，脂質異常症を引き起こします（図1）．また，停留した人工脂肪を貪食細胞が貪食すると，免疫機能の抑制にもつながると考えられています．安全に投与するためには，推奨される投与量（1 g/kg/day）や投与速度（0.1 g/kg/hr）を遵守することが重要です（ガイドラインはもう少し幅を持たせていますが，覚えにくいので1と0.1にします）．特に，投与速度には注意が必要で，50 kgの患者であれば20％イントラリポス® 100 mL（大豆油20 g含有）は4時間かけて投与しなければなりません．「4時間で投与していたのにトリグリセリドが上昇してきました」ということがありましたが，体重が38 kgの患者さんであったので投与時間を6時間に変更したところ，トリグリセリドはすぐに低下しましたので，やはり体重に応じた投与速度の調整は重要のようです．また，われわれの施設では，経腸栄養を投与できなければ，ICU患者に対しても20％イントラリポス® 100 mLを1日2〜3回投与することもあります．乳び胸などで脂肪を含まない経腸栄養剤（ペプチーノ®など）を投与している場合は必須にしています．もちろん，トリグリセリドの数値をモニタリングしますが，投与後数時間は上昇しますので，採血は投与直前に行うのがよいと思います．ちなみに，札幌医大病院はイントラリポス®の使用量は全国トップだそうです（2019年；2020年は2位）．何でもトップになるのはいい気分ですね．

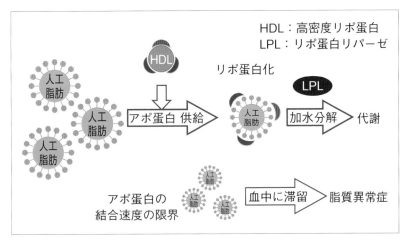

図 1 脂肪乳剤の代謝様式

　ビーフリード®に脂肪乳剤と水溶性ビタミン剤が加えられた，エネフリード®という新しい静脈栄養輸液が2020年に発売されました．わざわざイントラリポス®を処方する手間が省けて，3大栄養素を投与できる，末梢ルートからも投与できるなどの利点があり，今後，外来点滴や在宅静脈栄養などを含めて普及していく可能性があります．ただし，脂肪を含むので，薬剤の混注ができないこと，単独ルートで投与する必要があることなどの注意点があります．

34

大豆アレルギーとイントラリポス®

　イントラリポス®の話をすると，「大豆アレルギーの人はどうしたらいいですか？」と聞かれることがあります．確かに気になりますね．でも，アレルギーの原因となる抗原は蛋白です．イントラリポス®は大豆の脂肪成分のみを使って製剤を作っているので，蛋白は含まれません．なので，大豆アレルギーの人でもイントラリポス®は投与できます．

　同じような話として，カルテのアレルギーの項目に“アルコール”と書かれていることがありますよね．アルコールは蛋白ではないのでアレルギーではなく，アセトアルデヒドの分解酵素が少ないか欠損しているだけです．アルコールでアナフィラキシーショックにはなりませんよね．アルコールで意識を失っている人は，ただの飲み過ぎです．

脂肪乳剤の投与ルートは？

　「脂肪乳剤は単独ルートで」と思っている方がいるかもしれませんが，中心静脈ルートの側管からも投与可能です．ただし，脂肪は細菌がつきやすいといわれているので，ルートやコネクターの管理に注意してください．また，フィルター

を通過しないので，フィルターより下流から投与しなければなりません．

　脂肪乳剤は浸透圧が低いので，末梢静脈ルートの側管から投与すると，血管内に入る時の輸液の浸透圧が下がるので，血管痛が軽減されるといわれています．

鎮静薬に含まれる脂質をどう考える？

　人工呼吸中などに投与する麻酔・鎮静薬のプロポフォール（商品名：プロポフォール，ディプリバン®）は，薬剤の溶媒として脂肪乳剤が使用されています．10%の脂肪乳剤なので，1 mL で約1 kcal になり，10 mL/hr で1日継続すると約240 kcal となるので，決して無視できない量です．投与エネルギー量を設定する際にはプロポフォールによる脂質を除いて考えますが，実際に投与されたエネルギー量にはプロポフォールの脂質分も加えたほうがよいでしょう．プロポフォールは状況によって投与量を変更し

たり，中止したりするので，実際の投与量は予想できません．プロポフォール分を当てにすると必要栄養量が充足できなくなる可能性があるので，投与量を設定する時は除き，最終的には少し多めの投与栄養量になってもよいと思います．それで何か問題があれば，投与栄養量を調整するというやり方です．ちなみに，プロポフォールとディプリバン®では脂質の組成が異なり，プロポフォールには利用されやすい中鎖脂肪酸が含まれるそうです．

コラム
35

ご飯とイントラリポス®

　食事を開始すると，すぐに経腸栄養や静脈栄養を減らしてしまう先生がいますよね．しばらく経口摂取していなかった患者さんが，いきなり8割摂取できることはありません．なので，食事を開始した途端，栄養摂取量が激減することが多いです．中

には，ご飯を出したことで満足している先生もいますよね．静脈栄養と違い，食事は提供量と摂取量が大きく異なることが多いです．食事摂取量の確認が重要です．患者さんの自己申告で食事摂取量を記録するのも危険です．食べてないのに食べたと言う人もいれば，ゴミ箱に半分捨てている人もいます．神経性食思不振症の人は全部食べた後に全部吐いている人もいますよね（これは記録上，全量摂取になる!?）．ここまでくるとなかなか難しい．でも，とにかく，食事は出すだけじゃなくて，食べた量をしっかり第三者的に確認することが重要です．

「食事開始したので，胃管を抜きました」，というのであれば，経口摂取しやすい栄養剤（濃厚流動食）を併用する方法もあります．経腸栄養が難しければ，静脈栄養を少し併用してもいいでしょう．PPN 製剤とイントラリポス®を使えば，1,000 kcal程度は末梢ルートからでも補えます．食事を出すとイントラリポス®は出せないと思っている方もいると思いますが，食事摂取量が2～3割なのに何もしないほうが問題です．

「なかなかご飯が進まないので，食べられるかどうかみるのにTPNをやめました」，これもNSTでよくありました．TPNで血糖値が高い状態が続くと食欲も出ないのかな，ということは考えられますが，ほとんどの患者さんはTPNをやめても，すぐには食べられるようになりませんでした．食事量を見ながらTPNを少しずつ減量するというのはありだと思いますが，TPNを中止して，食べられないのに何もしないのも問題です．「退院日が決まったので，TPNを中止する」という場合も同様に注意が必要です．

設定した経腸栄養と静脈栄養，提供している食事だけでなく，実際摂取できた量もしっかり確認しましょう．

F-7　東洋医学的アプローチ

漢方薬は有効か？

　急性期病態に漢方薬，今ではよく使われるようになりましたが，15年ほど前まではあまり使われていませんでした．われわれは，胃蠕動低下に対して六君子湯[1]，小腸蠕動低下や麻痺性イレウスには大建中湯，難治性の下痢には半夏瀉心湯や柴苓湯などを使用しています．もちろん，他の西洋薬でも問題ないと思いますが，なんといってもICUで使いやすいのは，「顆粒製剤なので経管投与しやすい」ということです．消化器症状以外にも，不穏・せん妄に対しては抑肝散，浮腫が強い場合には五苓散なども投与しています．今後，重症患者における漢方薬の新しいエビデンスが出てくることに期待しています．

漢方薬を投与する時に注意することは？

　漢方薬は効くまでに時間がかかると思われがちですが，効果発現は意外と（？）早いんです．救急領域でもこむら返りに対して処方する芍薬甘草湯は数分で効果があるといわれ，即効性ありです．漢方薬がすべて数分で効くわけではありませんが，何日も経ってから効果が出るというものではなさそうです．

　漢方薬は顆粒製剤になっていますが，乳鉢などですりつぶしてから溶解すると，片栗粉が"ダマ"になるように溶けにくいですね．「漢方薬を投与するとチューブが詰まりやすい」というのはこのせいです．実は，すりつぶさないで溶解したほうが簡単に溶けます[2]．顆粒のまま水を加えて，シリンジの先端などで攪拌し，しばらく置いてから溶け残ったものをまた攪拌し，これを何回か繰り返すことで溶解できます．わずかに残ったものは使用せず，上澄みのみ投与するだけで効果は得られますし，チューブが詰まることもありませんので，ぜひ試してみてください

　漢方を専門にしている方は問題ないと思いますが，詳しくない方は複数の漢方薬を組み合わせないほうが安心です．漢方薬はさまざまな生薬の配合によってできているため，複数の処方をかぶせると同じ生薬が重複し，過剰投与による副作用が生じることがあります（甘草が過剰投与になると低カリウム血症が生じる，など）．漢方に関して素人集団のわれわれは新たに漢方薬を処方する時は，必ず先に投与していたものと切り替えるようにしています．

コラム 36

どこまでが NST ？

　NST 回診をしていると，栄養について介入するわけですが，いろいろな診療科に関わっているうちに，NST メンバーはいろいろなことが気になってきます．集中治療医の僕がディレクターだった影響もあるかもしれませんが，他のメンバーも「ナトリウム，ずいぶん高いね」，「輸液量，多くないか？」，「抗菌薬，何使ってるんだろ？」，「調子悪そうだけど，栄養より ICU に相談したほうがいいよね？」など，栄養以外の話にどんどん脱線….確かに，電解質や水分は栄養にも関係あるかもしれませんが，「どこまでが NST なんだろう？」と思ったことはありませんか？　逆に，病棟看護師さんから栄養以外のことを相談されたりもします．あんまり守備範囲外にまで出しゃばるのもどうかなぁっていうところもありますが．まあ，見方を変えると，NST としていろんな患者さんをしっかり診てきたということだし，診ていると思われているからこそ，病棟看護師さんに何でもいろんなことを相談されるようになったということですよね．頼りにされるのは悪い気はしません（回診時間が伸びるのはさておき）．何でも相談…，Nandemo Sodan…，何でも相談チーム＝NST!!　成熟した，進化形の NST っていうことだね．現在，僕は NST から離脱していますが，札幌医大病院 NST のみんな，これからもがんばってね．

文　献

1）巽　博臣，升田好樹，今泉　均，他：胃内容の停滞した ICU 患者に対して六君子湯が有効であった 3 症例．日集中医誌 2009；16：187-90
2）田中真里，巽　博臣，松浦厚子，他：空腸チューブを閉塞させない六君子湯の溶解方法の検討．ICU と CCU 2012；36：533-6

G

血糖管理

G-1　血糖目標値

血糖目標値はみんな同じ？

　われわれは，「重症患者の血糖値の目標を150±20 mg/dLとし，180 mg/dLを超えたらインスリンを使って血糖値を下げる」という血糖コントロールをしています．まずは即効型インスリンの単回投与とし，1日30単位以上必要になったら持続投与を開始しています．ただし，血糖値が普段から高い糖尿病の患者さんで

は，健常者では低血糖症状が出ないような血糖値80 mg/dL程度でも症状が出るといわれているため，血糖値の目標をやや高めにする必要があります．したがって，糖尿病患者さんでは血糖値200 mg/dLまで許容し，それを超えたらインスリン投与を考慮します．

G-2　血糖コントロール

侵襲期の血糖値に影響するものは？

　侵襲期には異化亢進のため血糖値が上昇しますが，全身状態が落ち着くとともに血糖値も落ち着く傾向があります．また，血糖値は経腸栄養や静脈栄養の投与タイミング，治療薬としてのステロイド投与などによって大きく変動します．さらに，侵襲の大きな処置後や病態が大きく悪化した時にも反応性に上昇する可能性があります．そのため，経腸栄養や

ステロイドを投与後，血糖値が最も高くなるタイミングでインスリンを投与する場合は，その後の血糖値の低下を予測してインスリン投与量を少し控えたほうが安全です．スライディングスケールを使用する場合，侵襲の程度，侵襲後の日数，全身状態なども考慮し，血糖値が下がりすぎないように注意する必要があります．

低血糖の発生や血糖値の変動を抑えるには？　インスリン単回投与

　即効性インスリンを投与した場合，血糖値は1〜2時間後に最低となります．定期的な血液ガス分析で血糖値をチェックしている場合，たとえば，血糖値が200 mg/dL だったためインスリンを6単位投与し，4時間後に160 mg/dL まで低下していれば，血糖コントロールとしてはまずまずということになりますが，実際は2時間後にはもっと低下している可能性があります．つまり，インスリン投与後，最初に測った血糖値が最低血糖とは

限らないということです．もちろん，インスリン投与1〜2時間後に血糖値をチェックしておけば安心ですが，われわれのように，通常，4時間おきの血液ガス分析だけで血糖コントロールしている場合は，安全域を考慮してインスリンの投与量を決定する必要があります．「少し高いのはいいけど，低すぎるのはダメ」ということで，はじめは控えめに投与しましょう．

低血糖の発生や血糖値の変動を抑えるには？ インスリン持続投与

インスリンの必要量が増えてきたら持続投与を開始します．持続投与でインスリンを投与する場合は，経腸栄養も持続投与のほうが理にかなっています．間欠投与で行っている場合や，持続投与でも検査などの理由で中断する場合は，持続投与しているインスリンを減量または中止して低血糖を回避しなければなりません．静脈栄養は原則，一定のスピードで投与するため問題になることは少ないでしょう．ステロイドも問題となりますが，われわれは，ステロイドパルス療法など高用量のステロイドを投与する場合は，血糖値の変動を抑えるため24時間持続投与にしています．ワンショットで

ローディングした後に持続投与します（「パルス」っていうのか!?って言われるかもしれませんが，効果はまずまずと思っています）．血糖値の変動幅が大きいことは敗血症の予後に悪影響を及ぼすとされているためです．栄養も，インスリンも，ステロイドも持続です．シリンジポンプだらけになりますが，やむを得ないですね．

人工膵臓を使うことで，一定の血糖値を維持できるようになると思いますので，本格的に普及すれば血糖コントロールに難渋することもなくなり，スタッフの負担も減らすことができるようになるでしょう．

コラム 37

ダイエットはやめて!!

体格のいい患者さん，といっても筋肉質ではなく，肥満体型の患者さんをみると，「蓄えがあるから栄養少なくていいよ」，「痩せてちょうどいいよね」と密かに思ったことがある方は少なくないでしょう．その気持ちはわからなくもない．でも，重症患者さんではやっぱり必要なものは必要なので，栄養はちゃんと投与しましょう（もちろん，過剰栄養で体重が増えてしまうのはダメですが）．異化が亢進していますし，しかも，横になってあまり動かない時間が長く，筋肉を使わないので，エネルギー量が不足して内因性の栄養が供給されても減っていくのは筋蛋白で，脂肪がどんどん減ることはまずありません．そもそも急性期は，水分の貯留によって体重は増えがちで，それなのに健常時よりICU退室時に体重が減ってしまうことがあれば，それは間違いなくエネルギー不足，低栄養です．いわゆるダイエット，体重のコントロールは元気になってから．ちゃんと身体を動かしながらにしましょう．

H

経腸栄養療法中の患者管理

H-1　胃管の位置確認

胃管の位置確認，X線写真は必須？

　ICU患者は，意識障害や鎮静薬の影響などで気道反射が弱いため，胃管挿入時に気管へ迷入してもわからないことがあります．呼吸不全に限らず，重症病態での栄養剤の気管内誤注入は致命的になります．胃管挿入後によく行われる胃泡音による確認は，気管支などに挿入された場合でも似たような音が聞こえることがあるため，それだけでは不十分とされて

います．吸引した排液のpHを測定して確認する方法もあるそうですが，抗潰瘍薬を使用している場合は不正確になる可能性があり，しかも，一般的に行われていない確認法のため，現実的ではありません．したがって，医療事故の再発防止に向けた提言　第6号[1]にも記載されている通り，X線写真は必須です．

胃管はどこに迷入する？

　胃管の迷入は気管・気管支内だけでなく，縦隔内や胸腔内，食道下端や胃の壁を突き破って腹腔内のほか，海外では頭蓋内[2]や，脳幹から脊髄へ[3]の迷入というかなり衝撃的な報告もあります（外傷や術後の症例報告ですが，写真だけでも見てみてください）．特に，挿入しにくい時にガイドワイヤーを使用することがあると思いますが，イレウス管用の固いガイドワイヤーを流用するのは，穿孔のリスクが高くなるため，避けましょう．

ガイドワイヤーが付属しているチューブ（われわれが使っているコーフローフィーディングチューブ® など）は，ガイドワイヤーが比較的柔らかいのでリスクは低いと思いますが，ゼロではないので，無理に押し込んだりせず，ゆっくり慎重に挿入しましょう．胃穿孔などの場合は，X線写真の正面像だけではわからないこともありますので，疑わしい場合はCT撮影などで確認します．

コラム
38

胃管うまくいかん

　覚醒している患者さんに胃管を入れる時は，唾液を飲み込んでもらうようにしてもらって入れるので，そんなに苦労しませんよね．しかし，意識障害のある患者さんや鎮静している患者さんの時は，なかなか胃管が進まなくて，いかんともし難いことがあります．「ちゃんと入れないといかん」と上級医に言われると，プレッシャーをかけられた研修医は，けっこうぐいぐい胃管を押し込んでしまうことが多いです．何の抵抗もなくスムーズに進む時は，だいたい口の中でぐるぐる巻きになります．ゆっくり少しずつ，入れたり出したりしながら進めるほうがうまく入ります．鼻から40 cmを超える辺りで食道下端の生理的狭窄部に到達するので，ちょっと引っかかる感じがしたら，あと少しです．55 cm入れればだいたいちょうどいい深さです．焦らないで，ゆっくりやるほうがうまくいくことが多いです．経腸栄養を増やす時と同じです．

H-2　胃内残量の管理

　→　D-2「経腸栄養耐性の評価方法」を参照.

H-3　経腸栄養投与中の体位

　→　D-4「経腸栄養と誤嚥」を参照.

H-4　経腸栄養の間欠投与と持続投与

　→　D-4「経腸栄養と誤嚥」を参照.

H-5 経腸栄養投与の開放式システムと閉鎖式システム

閉鎖式システムはよさそうだけど…？

閉鎖式システムを用いると，栄養剤の移し替えの手間を減らしたり，感染に伴う下痢の発症を抑えたりする効果がありそうですが，十分なエビデンスがないため，今のところ優位性は証明されていません．一般的な経腸栄養剤にはRTH[*1]の製剤がありますが，重症患者用の栄養剤などにはRTHタイプのものはありませんので，ICUでは実際にRTH製剤を使うことは多くないのではないでしょうか．RTH製剤は，加水タイプ（1 kcal/mL未満）のものが多いので，これも急性期に使いにくい理由の1つです．今後，急性期用のRTHタイプの栄養剤が市販され，使用できるようになれば，何らかの有用性が得られるかもしれません．

---

*1 RTH：ready to hung. 引っかけてすぐつなげられる，というタイプの栄養剤.

H-6　便失禁管理システム

便失禁管理システム，いつ使う？

　フレキシシール®やディグニシール
ド®などの便失禁管理システムは，重症
患者における排便コントロールの1つと
して用いられます．一般的には難治性の
水様性下痢が続く時に用いられ，肛門周
囲皮膚のただれの予防などに有効です．
そのほか，仙骨部の褥瘡，肛門周囲や臀
部・大腿部の熱傷，壊死性筋膜炎，重症
薬疹（Stevens-Johnson症候群や中毒性
表皮壊死症）などの皮膚病変がある場合，
創部の汚染防止に有効と考えられるた
め，良い適応です．鼠径部からECMOや
IABP*2, Impella®（補助循環用ポンプカ
テーテル）など長期留置が必要なカテー
テルが挿入されていて，便による汚染が
考えられる場合は，予防的に使用しても
いいかもしれません．また，長時間の腹
臥位呼吸管理を行う場合には，腹臥位中
に排便があると，おむつ交換が難しいた
め，便失禁管理システムが入っていると
看護師の業務軽減につながるかもしれま
せん．さらに，現在問題になっている
COVID-19は便からも感染するといわれ
ているので，医療者の感染予防の観点か
ら便失禁管理システムは有用と考えられ
ます．コロナでECMOが着いて腹臥位
にする時は必須アイテムになるかもしれ
ませんね．

＊2　IABP：intra-aortic balloon pumping，大動脈バルーンパンピング．

コラム
39

便失禁管理システムの問題点？

　最大の問題（？）は，価格が高いことです．「知らないうちに看護師さんが入れちゃ
うんだよ」とF医科大学のN教授は嘆いていました．誰にでも入れればよい，という
ものではありませんので，勝手に入れて揉めないようにしましょう．
　その他の問題点として，便が固いとうまくドレナージできないということがありま
す．栄養剤の種類を変えたり，下剤を使ったりして，泥状便くらいにコントロールす
るのが理想ですが，軟らかくなりすぎて水様便になると栄養剤の吸収不良につながり
ますので，注意が必要です．また，便の脇漏れが生じることがあります．チューブ先
端のバルーンに水を入れますが，推奨量より少し（5 mLくらい）少なめにして，少

し引っ張り気味に固定すると肛門縁にフィットして，漏れが少なくなる印象があります
ので，困った時は試してみてください．

H-7 栄養チューブの口径と誤嚥

太い胃管は入れ替えるべし

　救急の初期治療や全身麻酔時にはドレナージがメインの目的になるため，太めの胃管（サンプチューブなど）を入れることが多いと思います．胃管の目的がドレナージから栄養や薬剤の投与に変わった段階で，できるだけ細いチューブに入れ替えたほうが鼻腔や咽頭の違和感も少なく，誤嚥の可能性も低くなると思います．ある程度コシがあって入れやすいので 12 Fr のチューブが無難ですが，栄養・薬剤投与だけであれば 10 Fr 以下のチューブで十分です．当然，細いほど閉塞しやすいので，投与前後のフラッシュをしっかりしましょう．

コラム
40

どんどん差が開く

　時々，講演会や院内セミナーなどに呼んでいただくことがあります．参加していただいた方は，メモを取りながら熱心に聞いていただくことが多くて，大変ありがたく思います．「ハンドアウトをください」とよく言われますが，できるだけお配りしないようにしています．それは以下の理由です．

① スライドは知的財産なんだから，そんなに簡単に人にあげるもんじゃない，と言われたことがある．
② ハンドアウトがあると，後から見れる安心感が出てしまうので講演に集中できなくなる → 眠くなる．
③ ネットで拾ってきたイラストや写真が入っているので，著作権の問題がある．
④ アニメーションが多くて肝心なところが見えないので，ハンドアウト用のファイルを別に作る必要がある．
⑤ スライドを見たりハンドアウトを見たりしているうちに，仕込んだネタをスルーされて，反応してもらえなくなって淋しい．

　講演が終わってからほんとに欲しい人だけハンドアウトをもらえるようにしたりすることもあります．一生懸命メモを取ってくれた方にはちょっと不評です．

　COVID-19 が流行してからは Web 講演会が増えましたが，Web の時はみなさんこっそりスライドの写真撮ったりしてるでしょうから，ハンドアウトはなくてもいい

ですよね．そこまでしてほしいスライドはきっと何かに役立ててもらえるかもしれませんが，何もしなくてももらえるものは後から見ることはないと思います．でも，撮るのはほんとはダメなので，個人使用にとどめてくださいね．

　講演会やセミナーに参加していただく方や，この本を読んでくれている方は，少なくとも栄養に興味がありますよね．でも，栄養に興味がない人や，栄養のことをよく知らない人ほど，そういう話は聞きにこないし，本も読みません．ですので，ICU やNST で栄養に関わっている方の知識はどんどん増えて，レベルが上がっていくのに対して，関わっていない人のレベルは変わらない．どんどん差が開いていくのです．そのため，栄養療法の考え方や認識にも差が出て，「栄養をもっとよくしよう!!」と思っても，実際にはなかなかうまくいかないというジレンマがありますよね．みなさん自身のレベルを上げるだけでなく，栄養にあまり興味のない人達をどうやって底上げできるかが重要になってきます．それがうまくいかないと，氷山の下にいる患者さんは救えません（H-8 コラム 41「氷山の一角」に続く）．

H-8 胃瘻の適応

急性期の胃瘻造設

施設によると思いますが，ICU 患者さんで新たに胃瘻を造設する機会はそれほど多くないと思います．重症病態からは離脱できたが，意識レベルの回復が望めない，口腔や嚥下の問題で経口摂取できるようになる可能性が低い，などの病態に陥った場合や，回復に時間がかかる場合は胃瘻の適応になります．急性期の疾患の場合，胃瘻造設について，家族にすんなり理解を得られることは少ないと思いますので，胃瘻が必要になる可能性が出てきた段階で，早めに必要性・有用性を説明しておいたほうがよいでしょう．

急性期に胃瘻を造設する場合，血液凝固障害，ステロイド投与による創傷治癒遅延，栄養障害などが問題となります．気管切開などと異なり，通常，胃瘻造設を急ぐ必要はないため，リスクがある場合は経管栄養を継続し，全身状態が改善してから胃瘻造設することに何の問題もありません．

学会発表などで，造設が「増設」になっているのをよく見ます．胃瘻や人工肛門を何個も作らないようにしましょう．誤字・脱字を見つけるとそれが気になりすぎて，せっかくの発表の内容が入ってこなくなるのは僕だけでしょうか．

コラム 41

氷山の一角

ICU に入室したり，NST の介入があれば，栄養投与量や投与経路などをしっかり検討した，適切な栄養療法を受けられる可能性が高まります．しかし，このような患者さんは氷山の一角にすぎません．実際には，食事量が減っても，適切とはいえない栄養管理になっていても，その状況に気づいてもらえなかったり，NST 介入や栄養指導を依頼されないままにされたりするケースは少なくありません．病院全体で栄養療法に関する意識を高め，氷山の下にいる患者さんに適切な栄養療法を提供するためには，栄養療法に高い関心を持つ ICU スタッフや NST メンバーがリーダーシップを発揮する必要があります．すべての患者さんに適切な栄養療法を!!

文　献

1）日本医療安全調査機構 編：医療事故の再発防止に向けた提言 第6号-栄養剤投与目的に行われた胃管挿入に係る死亡事例の分析．2018

2）Adler JS, Graeb DA, Nugent RA：Inadvertent intracranial placement of a nasogastric tube in a patient with severe head trauma. CMAJ 1992；147：668-9

3）Hanna AS, Grindle CR, Patel AA, et al：Inadvertent insertion of nasogastric tube into the brain stem and spinal cord after endoscopic skull base surgery. Am J Otolaryngol 2012；33：178-80

I

静脈栄養療法中の
患者管理

Ⅰ-1 中心静脈カテーテル挿入時の感染防御

カテーテル感染をもっと減らすことはできる？

中心静脈（CV）カテーテル挿入時の感染防御については，ガイドラインに記載されている通り，maximum precautionや適切なドレッシングは基本中の基本です．免疫機能に影響するステロイド投与時，感染性合併症の多い糖尿病患者などでは特に注意が必要ですね．20数年前は，滅菌手袋だけ付けて，キャップもガウンもマスクも付けないで，患者さんとおしゃべりしながらCVカテーテル入れてました．ひどい話です．

ここからは，挿入時の話からだいぶそれて，挿入後のカテーテル感染に関して，しかも，全く個人的な意見になります．CVカテーテルを静脈栄養（特に，TPN輸液）のルートとして用いている場合と，栄養は経腸栄養で投与し，CVカテーテルを薬剤投与ルートとしてのみ使用している場合では，前者のほうがカテーテル感染の発生率が高い印象がありますが，みなさんはそういう感覚はありませんか？　CVカテーテルに細菌増殖に必要な栄養が流れているかどうかということだけでなく，経腸栄養を投与することで腸管免疫，ひいては全身の免疫機能が維持されるため，経腸栄養管理中はカテーテル感染が生じにくいのではないかと考えています

みなさんは，ダブルルーメンやトリプルルーメンのCVカテーテルの，使用しないルートの管理はどうしていますか？一般的には生食ロックしていると思います（以前はヘパリンロックでしたが）．札幌医大ICUでは，使わないルートに生食を2 mL/hrで流しています．カテーテル内腔を停滞させないことで感染が付きにくくできるのではないかという理由ですが，エビデンスはありません．持続投与している薬剤を1 mL/hrに減量した時は，生食を1 mL/hrを横から流します．シリンジポンプは増えてしまいますが，積極的な経腸栄養と併せて，ICUで挿入したCVカテーテルの感染は少ないと感じる1つの要因と考えています．

コラム
42

短腸症候群でも経腸栄養

　他の病院の栄養士さんから聞いた話です．短腸症候群で小腸が 50 cm くらい（聞いた話なので曖昧）なので，中心静脈栄養で管理していました．でも，すぐにカテーテル感染で熱が出て CV カテーテルを入れ替えて，ということを繰り返していたそうです．ある時，濃縮タイプの栄養剤を 1〜2 本（これも曖昧）だけ飲んでもらったら，カテーテル感染がなくなったそうです．わずか数 10 cm の小腸でも，使うことで腸管粘膜の構造が改善し，腸管免疫ひいては全身の免疫機能が改善した結果だと思います．やはり，消化管を使うことは重要で，経腸栄養の目的は栄養投与だけではないということをあらためて考えさせられるエピソードです．

Ⅰ-2　中心静脈カテーテルの留置部位の選択

穿刺時の合併症を減らそう‼

　重症患者の場合，人工呼吸管理中であること，止血凝固異常があることなどから，穿刺時の気胸のリスクが高く，圧迫止血のできない鎖骨下静脈穿刺は基本的に選択しません．超音波ガイド下に，内頸静脈または大腿静脈を穿刺します．栄養や薬剤を目的とした中心静脈カテーテルのほかに，血液浄化用のブラッドアクセスカテーテルも同様に静脈へ留置しますが，透析用の2つのルーメンのほか

に薬剤投与用のルーメンを備えたカテーテル（トリプルルーメン，クワッドルーメン）がありますので，CVカテーテルの代わりに用いることができます．通常のCVカテーテルのほかに，PICC*1カテーテルも中心静脈栄養のルートとして使用できます．最近は，CT用造影剤の急速注入が可能な耐圧チューブを備えたカテーテルも増えています．

＊1　PICC：peripherally inserted central catheter，末梢挿入中心静脈カテーテル．

コラム
43

二本差し

　時代劇で武士は腰に刀（長いの）と脇差（短いの）を差しています．いわゆる "二本差し" です．それと同じ（?）ように，ICUでも "二本差し" があります（図1）．敗血症性ショックなどでは，CVカテーテルと血液浄化用ブラッドアクセスカテーテルを同時に挿入することがありますが，別々の血管に入れてしまうと，カテーテル交換の時にアプローチするルートがなくなるので，こういう時は1本の血管に2本のカテーテルを入れています． "二本差し" じゃなくて "二本刺し" じゃね!? という意見はともかく，二本差しのポイントは2つ，手順と穿刺位置です．右内頸静脈を使うことが多く，どちらのカテーテルから穿刺してもいいですが，たとえば，CVカテーテルのガイドワイヤーを留置するところまで進んだら，刺入点を2cmずらして血液浄化用カテーテルのガイドワイヤーを入れて，ガイドワイヤーだけ2本留置されている状態にします．一方のカテーテルを入れてからもう一方の穿刺をすると，カテーテル

を穿刺してしまう可能性があるからです．その後は，通常のカテーテル挿入の手順でそれぞれのカテーテルを留置します．2 cm ずらすと言いましたが，同じ長さのカテーテルを用いる場合，頭側がブラッドアクセスカテーテル，中枢側（心臓に近いほう）が CV カテーテルになるようにして，先端の位置をずらします．逆にすると，投与した薬剤やアミノ酸，電解質などが血液浄化のほうに吸引されて喪失してしまうからです．

頭側

尾側

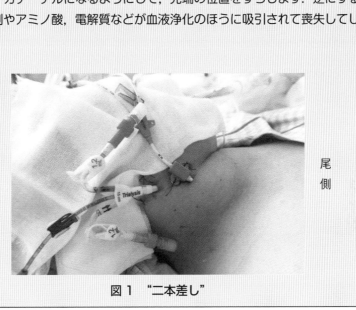

図1　"二本差し"

I-3　静脈カテーテルの交換

いらないカテーテルは早く抜こう !!

　静脈カテーテルの定期的な交換は必要ありません．しかし，敗血症などでICUに入室した場合，入室前から入っているCVカテーテルは抜去し，必要があれば入れ替えることがあります．PICCカテーテルやCVポートも同様です．敗血症のfocusの場合もありますし，そうでなくても，後々そのカテーテルが発熱の原因になることも少なくありません．また，ICUで入れたCVカテーテルや血液浄化用カテーテルは，不要になった時点で抜去します．

コラム
44

「輸液全開っ!!」の時はどのルート？

　これは知っている方が多いと思います．ショックなどで急速輸液が必要な時，CVカテーテルがあったら使っちゃいますよね．CVカテーテルは内径が太いため，末梢静脈ルートよりも急速輸液や大量輸血の際に有利と思われがちです．しかし，カテーテルの抵抗は長さと内径によって規定されるため，内腔が細くても短い末梢ルートのほうが適しています．なので，末梢ルートが取れるのであれば，末梢を入れて輸液投与をするほうがいいです．緊急の時は，血液浄化用のブラッドアクセスルートを輸液の投与ルートとして使うと，かなり速く投与できます．

ヘスパンダ

Supplement

札幌医科大学附属病院 ICU の栄養療法

- ・札幌医大 ICU における経腸栄養戦略
- ・腸管蠕動改善薬・下剤
- ・六君子湯か，経空腸投与か
- ・排便コントロール基準
- ・経腸栄養剤の選択

札幌医大 ICU における経腸栄養戦略

札幌医大 ICU では，重症患者さんが入室したら，腸管蠕動改善薬として緩下剤（ラクツロース®10 mL＋ソルビトール®10 mL；1日3回）を開始し，入室24時間以内の早期経腸栄養を開始できるように努めます（**表1**）[1]．まずは，生理的な経鼻胃管からの経胃投与とし，必要時に経空腸栄養に切り替えます．経腸栄養剤の投与は，少量から開始し，ゆっくり増量するのは基本ですね．原則，24時間投与ですが，経胃投与の場合は1日の投与量を2～3回に分割し，胃内容停滞の有無を確認する時間を設けます（D-3「それなら，どうやって増やすのがいい？」，D-4「胃管で持続投与？」を参照）．

"開始は早く，増量はゆっくり"です．

表1　札幌医大 ICU における経腸栄養戦略（文献1より引用改変）

1. 入室早期から腸管蠕動改善薬・下剤を投与し，24時間以内の早期経腸栄養開始に努める
2. 投与経路は，はじめは生理的な経胃投与を選択し，必要時には経空腸投与に変更する
3. 経腸栄養剤の投与は少量から開始し，緩徐に増量する
4. 経腸栄養剤は原則24時間投与とし，嘔吐や誤嚥，下痢など消化器症状の予防，血糖値変動の軽減に努める
5. 胃管投与時は2時間の休止期間を1日2～3回設け，胃内容停滞を確認する（1時間クランプ→1時間開放）

コラム
45

10年ひと昔

札幌医大 ICU に赴任して17年目になりました．元々，消化器外科出身ですが，前任地の院長先生に TNT の受講料を病院から出していただいたので受講したくらいで，栄養に関してはほとんど知識も経験もなく，今だから言いますが，ICU 赴任当時はそれほど栄養管理に興味はありませんでした．札幌医大 ICU では，当時から重症患者の栄養療法を重要視しており（コラム47「札幌医大 ICU の栄養療法の歴史」を参照），本邦では革新的だったのですが，学会で栄養に関する演題を出しても，「その他」というセッションに入れられたりした時代でした．その後1～2年で栄養のセッションができ，さらに1～2年で栄養に関するシンポジウムなどが企画され，あっという間に栄養療法は各学会でも注目の的になってきたのです．このタイミングで栄養に関われたことはラッキーだったと思いますし，もし，それがなければこんなに長く ICU にい

ることもなかったかもしれません.「1 年 ICU に行って」と言われて 16 年.話を栄養に戻します.10 年ひと昔,と言いますが,医療の世界はほんの数年で常識がひっくり返ったり,新しいことが出てきたりします.時代に取り残されないように,常にアンテナを張りめぐらし,柔軟な発想を持っていたいですね.

腸管蠕動改善薬・下剤

消化管蠕動を改善させる薬はたくさんありますが,われわれは**図 1**[2]に示すように,どこが動かないかという視点で薬剤を使用しています.つまり,胃が動かない時は六君子湯,小腸が動かない時や麻痺性イレウスの時は大建中湯,大腸が動かない,いわゆる便秘の時は酸化マグネシウムやピコスルファート(ラキソベロン®)などです.腹部 X 線写真を撮影して判断します.術後の腸管麻痺にはプロスタグランジン $F_{2\alpha}$(プロスタルモン®・F)を以前は使っていましたが,最近はほとんど使わなくてすんでいます.細いチューブから投与するので,液体か顆粒の製剤を選択しています.

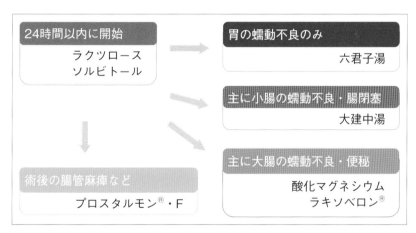

図 1　腸管蠕動改善薬・下剤(文献 2 より引用)

コラム

46

ICU のロゴマーク

　札幌医大 ICU のロゴマークは, 誰に頼まれたわけでもなく, 突然思い立って, 2008年に作成しました (図2). 以下のような意味を込めています. 札幌医大 ICU のスピリットとして, スクラブの左袖にマークを付けています. 猫好きの教授は♥をネコの肉球にしたかったようですが, それでは意味がよくわからなくなるので却下. Yahoo! や Google で「ICU マーク」と入れて画像検索すると, けっこう上のほうに出てきます. 学生は「このスクラブを着たかったんです!!」と言って, 喜んで着てくれます.

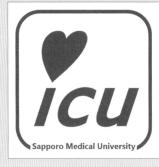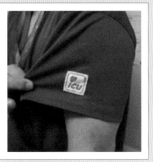

図2　札幌医大 ICU のロゴマーク

1. "icu" の文字は小文字.
2. "i" の "・" の代わりに "♥"：心を込めてみていますという意味です.
3. "icu" の文字は少し斜め：ちょっとだけスピード感を出しています.
4. 下には "Sapporo Medical University" の文字.

六君子湯か, 経空腸投与か

　侵襲時には, 消化管蠕動の低下が問題になりますが, 実は, 低下しているのは胃で, 空腸以遠の蠕動は保たれていることが多いんです. ですから,「胃蠕動が改善し, 胃管排液量 (胃残量) が減少すれば, 生理的な経胃投与ができるはず!!」ということで, 胃管排液量≧300 mL/day の症例に対して, 胃蠕動改善効果の

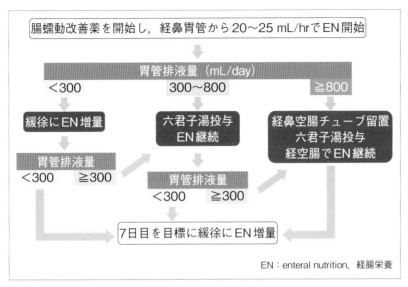

図 3　経腸栄養の投与方法のまとめ（文献 3 より引用）

ある六君子湯を投与します.

　ただ, 胃管排液量≧300 mL/day で六君子湯を投与しても無効の症例もあります. また, 胃管排液量≧800 mL/day の時は, 六君子湯が吸収される空腸まで到達せず, 排液とともに薬剤が排出されてしまうので, 効果が期待できません. ちなみに, 800 mL/day には全く根拠がなく, なんとなくなので, 文献検索しても出てきません. それから, 重症急性膵炎では, 胃の真後ろにある膵臓で強い炎症が生じているため, 六君子湯を投与しても胃蠕動が改善するまでしばらくかかります. そのため, このような状況では経腸栄養の投与経路を経空腸に切り替えます.

　以上をまとめると, **図 3**[3]のようになります. 胃管排液量が増加することなく問題なく栄養剤を投与できれば, 7 日目くらいを目標に緩徐に増量します. 途中で胃管排液量が増えれば, 六君子湯投与や経鼻空腸チューブ留置を検討しますが, この中に「経腸栄養を中止する」という選択肢はありません. つまり, 経腸栄養は投与が難しい疾患・病態（D-1「グル音を聞いて何がわかる？」を参照）でない限り, 中止しません. といっても実際には, 一時的に中断したり, 投与量を減量したりすることはあります. でも, 理由なく経腸栄養をやめることはありません.

> ### コラム 47
>
> ## 札幌医大 ICU の栄養療法の歴史
>
> 　札幌医大 ICU では，ガイドラインが普及するよりも前，もっと言うと，僕が ICU に来るずっと前から，重症患者の栄養療法に取り組んでいました．透視下で経鼻空腸チューブを挿入して経腸栄養を開始したのは1989年とか．今では普通のことですが，その頃は「重症患者に経腸栄養なんて…」という時代で，怒られたり笑われたりしていたそうです．先見の明というべきか，尊敬すべきすごい先輩方です．2005 年に僕が ICU に来て，透視室に行かないでベッドサイドで空腸チューブを入れたり，六君子湯を使って生理的な経胃投与を推進したり，排便コントロール基準を作ったりしてきました．そうそう，六君子湯を初めて使った時，現教授は「効かないでしょー」って言っていましたが，3 人くらい立て続けにとても効いて，「これはもしかしてすごいかもしれないね」って，完全に手のひら返しでした．新しいことをすぐに受け入れてくれて，いいものは認めてくれる，こういう雰囲気が札幌医大 ICU の最大の魅力の 1 つかもしれません．

排便コントロール基準

　以前，ラクツロース®・ソルビトール®は必ず 1 日 3 回継続していました．そうすると，だんだん便の性状が水様性になり，排便量が増えてきます．ベテラン看護師さん（「年齢が」ではなく，「ICU 経験が」です）の時は「ラクソル*1，休んだほうがいいんじゃない？」と助言してくれますが，新人看護師さん（同上）の時は迷わず続行でした．排便量が多いのも問題，水様便も問題，薬剤投与・中止の判断が一定じゃないのも問題，ということで，看護師さんを中心に排便コントロール基準を 2010 年に作成しました（図4）[4]．ほぼほぼ排便量だけで薬剤を投与するかどうかを決めることができる，わかりやすいフローチャートになっています（「処置なし」がラクソル投与を 1 回休むということです）．便が出すぎている時は右側に進み，D-1 抗原（CD 抗原）や便培養を提出したりするところまで組み込まれています．

　左側は便が出ない時ですが，この中に「深夜帯である」という謎のキーワードがあります．この後はグリセリン浣腸をかけるかどうか，につながるのですが，これは「深夜帯の人のいない時に 2 日以上便が出ていない患者さんに浣腸して大量に排便があったら大変」という，極めて

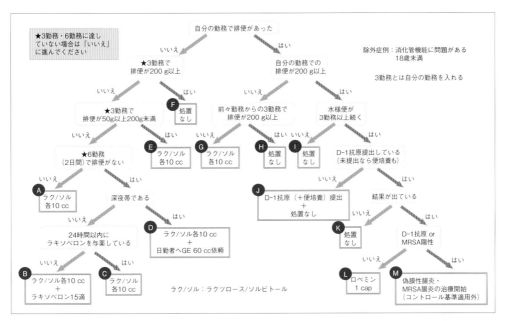

図4　排便コントロール基準（文献4より引用）

看護師さん目線の考え方です．深夜の看護師さんは，日勤の看護師さんに「浣腸してね」って伝えて帰ります．

排便コントロール基準を使ってから，1週間の排便量は全体的に抑えられ，便秘の日数も減少，肛門周囲の皮膚のただれも減少して，看護師の業務の軽減にもつながりました．10年以上経ちますが，今でも作成当時のまま使用しています．

ありがたいことに，「このプロトコー

ルを参考にしました」という声を何度もいただきました．ただ，これは札幌医大ICUのように，入室直後からラクソルを開始している，経腸栄養を持続投与に準じてゆっくり増量している，などの前提条件が揃っていないとうまくいかないかもしれません．参考にしていただけるのはうれしいですが，そのあたりを踏まえた上でお使いください．

＊1　ラクソル：ラクツロース®＋ソルビトール®の略．以前は，マニラシ（マンニトール®＋ラシックス®），フェンドル（フェンタニル®＋ドルミカム®）など，いろいろあったが，現在は混合して使うことはない．

> ### コラム 48
>
> ### 排便コントロール基準，パリ進出
>
> 　排便コントロール基準は，ほとんど看護師さんが作ったもので，僕はちょっと監修というか，手直ししただけです．これで何回も学会発表や講演をさせていただいたし，ESICM*2にも行かせていただきました．凱旋門やエッフェル塔に登ったり，シャンゼリゼ通りをレンタル自転車で走ったり，マカロン食べたりできました．看護師さんは一緒に行けなかったので，La Maison du Chocolat*3のチョコレートで許してもらいました．ちなみに，ESICM での排便コントロールの評価は，発表の時の英語がへたくそすぎたせいか，unevaluable*4でした．

*2　ESICM：European Society of Intensive Care Medicine，欧州集中治療医学会．
*3　La Maison du Chocolat：フランスのおいしいチョコレート屋さん．街中にもあるが，シャルル・ド・ゴール空港にもある．日本でも東京，大阪にいくつかの店舗がある．
*4　unevaluable：評価不能．

経腸栄養剤の選択

　16 年も ICU にいるので，栄養に関してだけは後輩のみんなも指示に従ってくれるようになりました．ということで，栄養剤をどれ使うかもだいたい決めさせてもらっていたのですが，出張や学会で不在にすると「なんでこれにしたの??」というようなことが時々ありました．それで，実際どんな感じで決めていたかを考えて，誰でも自動的に栄養剤を選択できるようなフローチャートを作って，ICU の壁に貼ることにしました（図5）．

看護師さんや研修医の先生にも栄養剤を選んだ理由がわかるようになっています．施設によって採用している栄養剤が全然違うので，排便コントロール基準と違って全く役に立たないと思いますが，Supplement（おまけ）なのでご容赦ください．ご施設の栄養剤を確認して，近いものはどれか探して，作り直してくれる方は…，そう，すっかり重症患者の栄養療法マイスターですね．

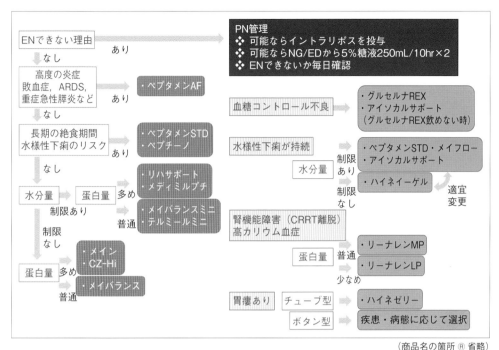

（商品名の箇所 ® 省略）

図5　札幌医大 ICU における経腸栄養剤の選択

```
コラム
49
```

札幌医大 ICU はどんなとこ？

　こういうことはいちばん最初に書くのが普通かもしれませんが，栄養療法に直接関係ないので最後にしてみました．札幌医大 ICU は，たぶん全国の大学病院の中で最もベッド数の少ない ICU です（6床）．高度救命救急センターとは別になっていますので，主に院内発生の重症患者，術後患者などが入室します．少ないベッドで年間600～700例の入室をやりくりしているため，在室日数の中央値は3日です．常勤医は8名で，出身は麻酔科6名，救急1名，消化器外科1名の構成です．看護師，薬剤師，臨床工学技士（透析室兼任），理学療法士（兼）によるチームで診療に当たる closed ICU で，毎日朝夕に主治医を含めたカンファレンスを行い，治療方針を決定しています．研修医もローテーションしてきますが，力量に合わせて積極的に治療に参加してもらい，数多くの手技を経験してもらっています．1年後にはベッド数が12床に増える予定です．札幌医大 ICU では，一緒に集中治療に携わるスタッフを募集しています．集中治療専門医を目指すかどうかにかかわらず，数か月でも数年でも，札幌医大 ICU に来てみませんか？

文　献

1) 巽　博臣：経腸栄養 - 早期開始の有用性．栄養経営エキスパート 2020；5：30-8
2) 巽　博臣，黒田浩光：特集「エキスパートに学ぶ栄養管理のすべて」（ベーシック編）- 経腸栄養耐性の評価方法と腸管蠕動改善薬の意義と効果．救急集中治療 2018；30：39-46
3) 巽　博臣，升田好樹，後藤京子：特集「重症患者における急性期栄養療法：論点の整理」- 経腸栄養開始時の条件；循環の安定性の評価，腸管機能評価，合併症対策．日静脈経腸栄会誌 2015；30：659-63
4) 巽　博臣，升田好樹，今泉　均，他：重症患者に対する早期経腸栄養施行時の排便コントロールの有効性に関する検討．静脈経腸栄養 2013；28：1245-50

あとがき

　こうやって本にまとめてわかったことは，「栄養療法はわからないことだらけ」ということです．エビデンスに載っていても，海外の文献がほとんどですので，日本人に当てはまらない，でも，もしかしたら日本人ならエビデンスが出ることもあるかもしれません．また，札幌医大 ICU は，「できるだけ安全に経腸栄養中心の栄養療法を」というコンセプトで取り組んでいるということを，あらためて確認できました．医療安全が取り上げられることが多くなっている時代に，無理をしないで栄養療法をしっかりやることは大事だと思います．このやり方・考え方が参考になったり，コラムのくだらない話から何か新しい研究テーマが浮かんできたりしたらうれしいですね．

　本書を作成するにあたって，札幌医大 ICU のみなさま，札幌医大病院 NST のみなさま，日本版 重症患者の栄養管理ガイドライン作成委員会のみなさま，日本集中治療医学会・日本臨床栄養代謝学会の関係者のみなさまをはじめ，臨床栄養やその他のさまざまなことに関して，これまで数多くのご示唆やアイディア，たくさんのチャンスや試練を授けてくださった方々に，この場をお借りして感謝いたします．また，本書企画の突然の申し出に迅速に対応していただいた真興交易㈱医書出版部の方々にも感謝いたします．ありがとうございました．

　本書の内容に関するご感想・ご意見・ご批判などをいただければ幸いです．

2021 年 4 月

巽　　博臣

コラム 50

ウサギネコ

　みなさん，最後まで読んでいただきありがとうございました．表紙の不気味なキャラクターが気になって，この本を手に取った方もいると思います．メインキャラなので，誕生秘話とか書きたいんですが，所詮これも落書きなもんで…．3 色ボールペンの赤インクだけいっぱい残っていたので，赤だけで何か描いてみよう，気持ち悪いネコにしよう，耳をウサギみたいにしてみよう，っていう感じでできあがったウサギネコです．本のタイトルの「謎!?」な感じが出る，という編集担当の O さんの一言でキャラクターに選ばれました．今夜，ミステリアスなウサギネコが夢に出てくるかもしれませんが，仲良くしてあげてください．

索　引

著者プロフィール

巽　博臣（たつみ　ひろおみ）

略歴：

1997 年 3 月	札幌医科大学医学部医学科 卒業
1997 年 4 月	札幌医科大学附属病院 第一外科
1998 年 4 月	登別厚生年金病院 外科
1999 年 4 月	札幌医科大学附属病院 第一外科
2002 年 3 月	札幌医科大学大学院 医学研究科 博士課程 修了
2002 年 4 月	北海道立江差病院 外科医長
2005 年 4 月	札幌医科大学附属病院 救急集中治療部 助手
2007 年 4 月	札幌医科大学附属病院 救急集中治療部 助教
2011 年 12 月	札幌医科大学医学部救急・集中治療医学講座 講師
2019 年 12 月	札幌医科大学医学部集中治療医学 准教授　　　現在に至る
2009 年 4 月〜2020 年 3 月	札幌医科大学附属病院 NST ディレクター
2017 年 4 月〜現在	札幌医科大学附属病院集中治療部 副部長

所属学会：　日本外科学会，日本消化器外科学会，日本臨床外科学会，日本腹部救急医学会，日本集中治療医学会，日本救急医学会，日本急性血液浄化学会，日本呼吸療法医学会，日本臨床栄養代謝学会，日本外科代謝栄養学会，日本 Shock 学会，日本外科感染症学会

趣味：　おいしい日本酒と粋な料理のお店の探索
お店で食べたおいしい料理を再現する（しようとする）こと

特技：　誤字・脱字探し（文字が光って見えます）

資格：　珠算 1 級（暗算は苦手）

好きなアーティスト：氷室京介

好きなお酒：　日本酒

好きなお店：　とあん*1

苦手なこと：　ものを捨てること

嫌いな食べ物：　セロリ

*1　和食だいにんぐ「とあん」：10 年以上前から月 2 回くらい通っている，札幌医大近くの創作和食のお店．旬の食材を使ったメニューは和食の域を越えてバラエティに富んでおり，何を食べてもおいしい．辛いメニューはありません．

日本版 重症患者の栄養療法ガイドラインの謎!?

2021 年 5 月 10 日　第 1 版第 1 刷発行
2023 年 8 月 25 日　第 1 版第 2 刷発行
2023 年 10 月 30 日　第 1 版第 3 刷発行 ©

著　者　巽　博臣

発 行 者　小 林 俊 二

発 行 所　株式会社シービーアール

〒 113-0033
東京都文京区本郷 3-32-6 ハイヴ本郷 3F
電　話　(03) 5840-7561(代)　Fax　(03) 3816-5630
E-mail／sales-info@cbr-pub.com

印刷・製本　三報社印刷㈱

※定価は表紙に表示
　してあります

ISBN 978-4-908083-98-3　C3047
Printed in Japan